ROBERT ROTHER

BESCHÜTZE DICH SELBST

SONST TUT ES KEINER

DER ETWAS ANDERE KRISENRATGEBER

DOPPELBAND

Herausgeber: EFT-Edition, Robert Rother

Webseite zum Buch: www.eft-books.com

ISBN 978-3-938814-25-3

Die deutsche Nationalbibliothek verzeichnet diese
Publikation in der deutschen Nationalbibliografie
unter dem Titel:
Beschütze Dich selbst!

Lektorat: Christel Rother

Titelfoto mit freundlicher Genehmigung: Jilka Lüdemann

Printed in Germany

Haftungsausschluss

Dieses Buch wurde nur zu Informationszwecken geschrieben. Es wurden alle Anstrengungen unternommen, es so vollständig und genau wie möglich zu gestalten. Dennoch kann und wird es Fehler, sowohl in der Typografie als auch im Inhalt geben. Es bietet nur geprüfte Informationen bis zum Datum der Veröffentlichung, und es sollte als Leitfaden verwendet werden - nicht als ultimative Quelle.

Der Zweck dieses Buches ist es, zu unterrichten und Situationen zu veranschaulichen. Der Autor und der Verlag übernehmen keine Gewähr für die Vollständigkeit der in diesem Buch enthaltenen Informationen und sind nicht für Fehler oder Auslassungen verantwortlich. Ebenso übernehmen sie keine Haftung oder Verantwortung gegenüber einer Person oder Einrichtung in Bezug auf Verluste oder Schäden, die direkt oder indirekt durch dieses Buch verursacht oder angeblich verursacht wurden.

Die hier angebotenen medizinischen oder andere Fachinformationen dienen ausschließlich Bildungszwecken. Der Autor ist kein lizensierter Mediziner. Sie sollten in keiner Weise Informationen als Ersatz für professionelle, medizinische Beratung, Diagnose oder Behandlung darstellen, noch diese ersetzen. Besprochene juristische Themen stellen keine Rechtsberatung dar. Es werden nur persönliche Anschauungen des Autors dargestellt. Keinesfalls ist es beabsichtigt, vollzogene oder geplante Handlungen politischer oder anderer Organe zu diskriminieren, sondern, wo möglich, aufzulisten, um daraus persönliche Konsequenzen zu ziehen.

Hinweis zum Vertrieb dieser Buchausgabe

Die E-Book-Version, sowie die physische Version als anfassbares Buch bilden als Doppelband mit 2 Buch-Titeln eine Gesamtausgabe, die NUR GEMEINSAM verkauft wird.

So können Sie bestellen:

1.Sie kaufen es als E-Book beim Verlag EFT-Books.com
über diesen Link: ***https://payhip.com/b/VJYn8***

NACH dem Erwerb des E-Books schicken Sie uns per E-Mail Ihre Adresse und wir versenden das physische Buch umgehend und kostenfrei an eine Lieferadresse Ihrer Wahl in Europa.

Da ich, wie im Buch ausführlich beschrieben, die Möglichkeit eines Stromausfalls aufgrund eines EMP - Magnetschlages* und der damit verbundenen Dunkelheit, zu keiner Zeit ausschließen kann, soll in diesem (Not)-Fall zumindest die gedruckte Ausgabe im Schein einer Kerze les - und nutzbar sein.

Aus diesem Grund ist auch die Größe der Buchstaben zwecks der besseren Lesbarkeit angepasst worden.

*wird im Buch ausführlich besprochen

Inhaltsverzeichnis

Vorwort aus gegebenem Anlass

Es ist noch nicht allzu lange her, als eine riesige Regenfront über Deutschland hinwegzog, mindestens 137 Menschen ihr Leben verloren, tausende obdachlos machte und Milliardenschäden anrichteten.

Den Umfang eines solchen Desasters haben sich die wenigsten wirklich vorstellen können.

- Und trotzdem ist es passiert - !

Im Verlauf dieses Buches gehe ich näher auf Hochwasser - Katastrophen ein und tue dies am Beispiel des Wirbelsturms Katrina in den USA.

Das Verhalten der Rettungskräfte ist fast identisch, noch identischer ist das Schicksal der Opfer.

Möglichkeiten der Krisenbewältigung

Nur weil das Leben unvorhersehbar ist, heißt das nicht, dass Sie unvorbereitet sein müssen

Lieber Leser,

eine Krise ist IMMER mit irgendeiner Form von Stress verbunden. Nun gehen Forscher davon aus, dass Sie, als Mitglied unserer modernen Gesellschaft, mindestens 300 Mal pro Tag durch äußere oder innere Umstände gestresst werden und damit ein vom limbischen Gehirn gesteuertes Überlebensprogramm auslösen. Sie sind jedoch durch die evolutionäre Programmierung Ihres Unterbewusstseins auf solch eine (hormonelle) Belastung überhaupt nicht vorbereitet.

Es hat nie ein genetisches Update gegeben. Somit bleibt die Reaktion auf diese Belastung ein unter Umständen krankmachendes und schwächendes Element in Ihrem Leben.

OK, es gibt viele Techniken, mit Stress fertig zu werden, aber die Summe der einzelnen Stressoren fordert im Laufe Ihres Lebens einen Tribut, da sie meist nie aufgelöst wurden. Sie nisten sich als Traumata im Unterbewusstsein ein und wachsen dort zu einer lebenslangen Hypothek.

Was Sie nicht ändern können: eine Krise und deren Umstände.

Worauf Sie jedoch einen direkten Einfluss haben, sind die

Auswirkungen, also das, was es mit Ihnen macht, und um damit dem Satz widersprechen zu können:

„Ich fühle mich so hilflos,
ich kann ja nichts machen“.

Dieses Buch macht Ihnen Angebote, sich selber einzubringen und Traumata gar nicht erst entstehen zu lassen! Gleichzeitig bietet es wertvolles Wissen, wie Sie sich und Ihre Familie in Krisen verhalten können und sich damit Auswegsmöglichkeiten schaffen.

Ein Beispiel für möglichen Einfluss:

Sie möchten mit Ihrem Segelboot und Gästen einen längeren Törn unternehmen und machen sich Sorgen, dass Sie innerhalb des geplanten Zeitraums nicht rechtzeitig wieder im Heimathafen einlaufen können, da die Wetterlage Flaute voraussagt.

Das erste Problem

Mit der momentanen Ausrüstung Ihres Bootes werden Sie es also mit hoher Wahrscheinlichkeit nicht schaffen. Wenn Sie jetzt trotzdem auslaufen und das Risiko eingehen, werden Sie während des gesamten Törns sehr angespannt (gestresst) sein, und das macht Ihnen und Ihren Gästen nicht unbedingt Freude.

Eine mögliche Lösung:

Das Wetter können Sie nicht ändern, aber die Schiffsausrüstung! Aber das muss VORHER geschehen! Sie können die Ausrüstung um einen kleinen Motor und genügend Treibstoff erweitern, was Sie in Zukunft ziemlich unabhängig macht. Es ist ein Schritt, sorgenfreier (stressfreier) Ihre Entscheidungen zu realisieren.

Das zweite Problem

Sie gehören eventuell zu der Gruppe von Menschen, die sich bestimmte Dinge einfach nicht vorstellen wollen oder können. Wenn Sie darauf angesprochen werden, dass es sowohl dieses Problem, als auch Lösungen dafür geben könnte, werden sie oft aggressiv und bleiben untätig.

Tritt nun die vorhergesagte Krise tatsächlich ein, stecken Sie in der Klemme und suchen die Schuld bei anderen. Auch wenn Sie nicht jede Möglichkeit einer Krise erkennen können, schadet es keinesfalls, einen gewissen Grundschutz mit einzuplanen. Es geht nicht darum, sich gegen alles zu wappnen (ist höchstwahrscheinlich auch gar nicht möglich). Es geht darum, ein natürliches Verhältnis für Gefahren zu entwickeln und seriöse Vorzeichen und Warnungen nicht „in den Wind zu schlagen“, sondern sie zumindest zu überdenken.

Ich gehe davon aus, dass Sie hoffentlich von vielen meiner Krisenbeispiele verschont bleiben. Schließlich hat sich bereits irgendwann, irgendwer in dieser Problematik bereits bewähren müssen. Sollten Sie versuchen, sich mit der Statistik und dem Gesetz der Wahrscheinlichkeit „anzufreunden" und es zum Auslöser Ihrer Entscheidungen zu machen: das lässt den Schöpfer nur milde lächeln! Wenn schon Gesetze, dann bitte die des Universums!

Sie werden in diesem Buch sehr viele Denkansätze und Lösungsangebote bekommen. Nehmen Sie diese bitte ausschließlich als Angebote. Ich versuche realistische Beispiele anzubieten, denn auch das, was Ihnen gerade nicht realistisch erscheint, enthält ausreichend Material, sich andere Szenarien vorzustellen und diese effizient aufzulösen.

Ich gehöre zur privilegierten Gruppe von Menschen, die über 70 Jahre ohne Krieg im eigenen Land leben durfte und nie Hunger leiden mussten. Das heißt jedoch nicht, dass ich nicht durch andere Krisen herausgefordert wurde und werde, wie z.B. der Verfall unseres monetären Systems, die Zerstörung unserer Umwelt, der politische Verfall meines Heimatlandes, der Verlust des Schutzes durch das Grundgesetz, die Eingriffe in persönliche Freiheiten und die mafiösen Machenschaften der Menschen, denen wir bisher vertraut haben, also rundum, der Verfall unserer Werte. Wir werden in einer bisher unvorstellbaren Art und Weise abgezockt, belogen, betrogen und manipuliert! In meiner Jugend hatte die Eidesfloskel „... zum Wohle des Volkes" bei der Vereidigung von Politikern noch Gültigkeit. Das aber, was laut Charta 2025 und 2030 der UN auf die Völker der Welt jetzt zukommen soll, das sind die Krisen, auf die ich mich jetzt vorbereite.

Auch wenn ich das universale Grundvertrauen in mir trage, geschützt zu sein, hält mich nichts davon ab, Vorsorge zu leisten. Denn Vertrauen darf - und soll - nicht daran hindern, vorzusorgen, um mich und die Menschen, die ich liebe, zu schützen. Dazu gibt es im moslemischen Kulturkreis einen schönen Satz:

„Vertrau auf Allah, aber binde Dein Kamel an!“

Damit wir uns nicht missverstehen: ich gehöre weder einer religiösen, noch politischen Vereinigung an und orientiere mich ausschließlich an humanistischen und demokratischen Denkweisen unter dem Dach der bedingungslosen Liebe. Der Begriff der Freiheit definiert sich für mich als „die Freiheit des anderen“ und der kategorische Imperativ stellt sich für mich als der Leitstern meiner Stellung in dieser Gesellschaft dar. Das Problem liegt jedoch darin, dass die neue politische Führung dieser Welt genau diese Werte nicht nur nicht mehr leben, sondern auch als auszulöschend betrachtet.

Das gilt im Übrigen nicht nur für die Politik, sondern auch für die Banken, den Verwaltungsapparat und natürlich auch die Pharmazie und alle, die ohne eine Lobby nicht auszukommen glauben.

Dass diese Werte mittlerweile immer öfter mit Füßen getreten werden, ist der Grund, warum ich diesen Krisenratgeber anbiete.

Mit diesem Buch beabsichtige ich keinerlei Kommentierung oder Wertung unseres jetzigen Zustandes. So, wie man ein Feuer nicht bewerten kann, das tausende Hektar Wald vernichtet, so soll auch das derzeitige Geschehen hier nicht gewertet sein. Das soll, darf und wird Sie und mich aber nicht daran hindern, Vorsorge zu treffen.

Wie die Quantenphysik uns lehrt, bestehen unser Universum

und wahrscheinlich all die vielen Universen mit ihm ausschließlich aus Möglichkeiten. Das Wunderbare daran ist, dass wir uns selber zu jeder Zeit und in jeder Situation erfolgreich die Möglichkeiten unserer Existenz selbst erschaffen können, indem wir uns auf das gewünschte Resultat konzentrieren.

Dieser „Ratgeber der etwas anderen Art“ möchte Sie darauf vorbereiten, das erfolgreich zu erreichen, was Sie möchten und sich nicht mit dem abzugeben, was Sie NICHT möchten.

Dazu halte ich es für unerlässlich, ausreichend Informationen über die Dinge zu sammeln.

In diesem Sinne möchte ich Sie herzlich bitten, Vorsorge zu leisten und sich mit allem zu versorgen, physisch und besonders emotional, was es braucht, sich nicht vom resultierenden Stress unterkriegen zu lassen, sondern stark und gesund daraus hervorzugehen.

Dabei möchte ich Sie begleiten!

Der Autor

Robert Rother

Man zieht nicht das an, was man will,
man zieht das an, was man ist!

Einstieg

Rick Rescorla ist vielleicht der größte amerikanische Held, von dem Sie aber wahrscheinlich noch nie gehört haben. Als dekorierter Vietnam-Veteran britischer Abstammung war Rescorla verantwortlich für die Sicherheit der Büros von Morgan Stanley im World Trade Center in New York City. Mit einer Belegschaft von fast 3.000 Mitarbeitern war die Bank der größte Mieter der Türme.

Auch wenn Rescorlas Heldentat einen besonderen Platz in den Herzen der Morgan-Stanley-Mitarbeiter einnahm, machte ihn sein professionelles Verständnis von Krisen an manchen Tagen zu einer Nervensäge.

Er war ein erfahrener Notfallplaner. Und er war besorgt, dass das World Trade Center ein bedeutendes, terroristisches Ziel darstellt. Deshalb unterzog er die Morgan-Stanley-Mitarbeiter häufigen, willkürlich geplanten Evakuierungsübungen.

Als Rescorlas Evakuierungsübungsbefehl kam, stoppte alles. Jeder Einzelne kannte die Evakuierungsrouten, Zeitlimits und Notfallpläne, und jeder hatte sie geübt. Obwohl Morgan Stanley über seine Büros im World Trade Center täglich mit hunderten von Millionen Dollar handelte, mussten alle Mitarbeiter ohne Ausnahme an dessen Evakuierungsübungen teilnehmen.

Rescorla ernannte Teamleiter und Feuerwehrmänner für jedes Stockwerk. Sie durchliefen eine zusätzliche Schulung. Ihre Aufgabe bestand darin sicherzustellen, dass die verschiedenen Stockwerke seinem umfassenden Evakuierungsplan mit 22 Stockwerken folgten. Jeder Besucher von Morgan Stanley erhielt eine gründliche Sicherheitseinweisung, bevor er Geschäfte in den Büros tätigen konnte.

Einige Leute fanden Rescorlas Übungen lästig. Sie wollten die ewigen Unterbrechungen überspringen und weiterarbeiten.

Das erste Flugzeug schlug am 11. September 2001 um 8.46 Uhr morgens in Turm 1 ein. Die Büros von Morgan Stanley befanden sich in Turm 2. Die Angestellten spürten auch dort die Explosion und sahen den Schaden. Sie konnten sehen, wie die vom Feuer eingeschlossenen Menschen Fenster herausbrachen um dort hinauszukriechen. Sie wollten der Hitze und den Flammen entkommen.

Kurz nach dem Einschlag meldete sich die Hafenbehörde auf dem Intercom-System des Gebäudes. Ihr Befehl lautete, dass alle Menschen in beiden Türmen an Ort und Stelle bleiben sollten.

Aber Rescorla war bereits unterwegs und handelte. Genau nach seinem Plan.

Er befahl seinem Sicherheitspersonal, den Stockwerksleitern und seinen ausgebildeten Feuerwehrmännern, sofort zu evakuieren. Er nahm sein Walkie-Talkie und sein Megaphon und kommandierte den Ablauf der Operation, Etage für Etage. Der Morgan-Stanley Evakuierungsplan lief präzise ab und die Menschen reagierten sofort in dem Moment, als der Befehl kam. Sie waren ja perfekt ausgebildet und wussten, was zu tun war.

Siebzehn Minuten später, um 9:03 Uhr, traf das zweite Flugzeug Turm 2. Der Ruck riss die Menschen von den Füßen.

Schreibtische und Aktenschränke überschlugen sich. Papiere bedeckten den Boden. Der Strom fiel aus. Viele erlitten Verletzungen auf ihrer Flucht im Treppenhaus und in den Stockwerken von Morgan Stanley.
Die Belastung für alle stieg von hoch auf extrem. Aber die Evakuierung ging weiter, exakt nach Plan.

Rescorla wusste, dass jeder im Gebäude nun in ernsthaften Schwierigkeiten steckte. Seine Leute leisteten gute Arbeit, aber er musste dafür sorgen, dass sie ihren Fokus behielten. Er wollte nicht, dass jemand in die Starre fiel ... also nahm er sein Megafon und begann, Lieder aus seiner Jugend zu singen. Es waren dieselben Lieder, die er seinen Männern in Vietnam vorgesungen hatte. Sie halfen den Menschen, die Angst in Schach zu halten und sich auf die bevorstehende Aufgabe zu konzentrieren. Die Lieder funktionierten genauso gut in den Mitteltreppenhäusern des Trade Centers wie im Krieg. Zwischen zwei Liedern hielt Rescorla inne, um seine Frau anzurufen. „Hör auf zu weinen" bat er sie: „Ich muss diese Menschen sicher nach draußen bringen. Wenn etwas mit mir passieren sollte, möchte ich, dass du weißt, dass ich nie glücklicher als mit dir war".

Gegen 9:45 Uhr war die Evakuierung von Morgan Stanley abgeschlossen. Aber unten angekommen, dreht sich Rescorla wieder um und verschwand wieder im Gebäude. Eine Handvoll seiner Leute vom Sicherheitspersonal fehlte noch.

Dann waren da die Feuerwehr, die Polizei und die Menschen aus anderen Gebäuden. Jeder kannte Rescorla und wusste, er würde nicht eher ruhen, bis das alle Menschen gerettet waren.

Rick Rescorla, Amerikas Held, wurde zuletzt im Treppenhaus des 10. Stockwerks auf dem Weg nach oben gesehen. Kurz darauf fiel der Turm in sich zusammen.

An diesem Tag starben dreizehn Angestellte von Morgan Stanley. Darunter Rick Rescorla und vier seiner Leute. Alle übrigen 2687 Angestellte sowie 250 Besucher überlebten.

Sie überlebten zum großen Teil Dank des heldenhaften Einsatzes und dem Wissen von Rick Rescorla über „negative Panik“. Sie überlebten, weil Rick Rescorla einen Plan hatte. Diese Katastrophe forderte weit mehr als 3000 Menschenleben. Ohne den Einsatz von Rick Rescorla wäre die Zahl mehr als doppelt so hoch gewesen...

Das größte Missverständnis über Katastrophen

Wenn Sie das Wort „Katastrophe“ hören, was fällt Ihnen dazu ein?

Die meisten Menschen denken sofort an panische Menschenmengen und Massenhysterie. Wahrscheinlich stellen sie sich Unruhen und Menschen vor, die kopflos umherhetzen und versuchen, sich selbst zu retten.

Aber tatsächlich ...

Wissenschaftler haben das Krisenphänomen immer und immer wieder untersucht. Es stellte sich heraus, dass dies so NICHT der Fall ist.

Tatsächlich: Die häufigste Reaktion auf eine Krise ist das genaue Gegenteil von dem, was ich gerade beschrieben habe. Entgegen der landläufigen Meinung flippen die meisten Menschen nicht aus.

Sie erstarren einfach.

Forscher bezeichnen diese Reaktion als „negative Panik". Es ist auch als „Freeze" (Erstarrung) bekannt.

Es ist eine unfreiwillige und oft sehr gefährliche Reaktion. Das ist das, was wirklich passiert, ungeachtet dessen, was Sie im Fernsehen und im Kino sehen.

In jeder Krise in der realen Welt verlieren Menschen jegliche Fähigkeit, rationale Entscheidungen zu treffen.

Sie werden zu Statuen und tun wenig - oder gar nichts - um einer lebensbedrohlichen Situation zu entkommen. Deshalb sind Katastrophenpläne und Übungen so wichtig. Sie lehren die Menschen, „negative Panik" zu bekämpfen und so zu reagieren, dass Leben gerettet werden kann.

Sie könnten sich natürlich sagen: „Das Beispiel des World Trade Center ist extrem. Nichts dergleichen wird mir jemals passieren".

Expect the unexpected - anticipate!
Erwarte das nicht zu Erwartende - schau voraus!
(Lehrspruch in der Luftfahrt)

Planen Sie voraus, dann handeln Sie nach diesem Plan!

In meiner zweiten Karriere wurde ich Berufs-Pilot. Davor begann ich ein Jurastudium. Die prägendsten Erfahrungen machte ich jedoch in den verschiedenen exekutiven Tätigkeitszweigen während meines Dienstes bei der Europäischen Flugsicherung EUROCONTROL, an deren Gründung und Aufstieg ich über 30 Jahre teilhaben durfte. Eine Institution, die, was Qualität und Sicherheit betrifft, zum Leitstern der Zivilluftfahrt, weit über Europa hinaus, werden sollte.

Durch die verschiedenen Ausbildungen und Tätigkeiten fokussierte ich mich zum Schluss meiner beruflichen Laufbahn auf die Arbeit mit den menschlichen Komponenten (hier besonders den emotionalen) bei der Bewältigung von Krisen jeglicher Art. Ich gründete und unterhalte seit 2003 die ATEB - Akademie für Angst- und Stressbewältigung.

Es ist faszinierend mit anzuschauen, wo und wie unser tägliches Leben von dieser „negativen Panik“ beherrscht wird.

Planen Sie Ihre Handlung

Das bedeutet, dass Sie Ihre Vorbereitungen im Voraus treffen, einschließlich - und das ist entscheidend - Notfallpläne erstellen für den Fall, dass etwas schief geht. Sie haben IMMER mindestens EINE Verhaltensstrategie.

Mehrfache Ausstiegsstrategien (Plan A, B, C...) sind natürlich von Vorteil, aber EIN Plan sollte es zu mindestens sein!

Mit dieser Taktik machen Sie sich bereits frühzeitig mit Ihrem möglichen Verhalten in einer stressenden Situation vertraut.

In der Situation

Mehrere Ausstiegsstrategien sind besser. Auf diese Weise wissen Sie, wie Sie in einer stressigen Umgebung reagieren müssen.

Handeln Sie strikt nach diesem Plan!

Das bedeutet, dass Sie Ihren einmal gefassten Plan buchstabengetreu ausführen und unbedingt erfüllen müssen. Höchstwahrscheinlich kommen Ihnen in Stresssituationen unerwartet starke Emotionen auf. Wenn Sie jedoch Ihre Aufmerksamkeit darauf richten, Ihren Plan zu befolgen, bedeutet das oft den Unterschied zwischen Erfolg und Misserfolg.

Ich war einmal Zeuge einer Landung, beziehungsweise mehrerer Landungsversuche eines Jets auf dem Flughafen Maastricht in Holland. Der Kapitän entschied sich, die Landung abzubrechen, weil er schon zu lange über die Landebahn geschwebt war. Dann aber versuchte er doch noch zu landen, war aber zu schnell und die Bremsen schafften es nicht, vor dem Landebahnende die Maschine zum Stillstand zu bringen, so dass er auf der Grasfläche hinter der Bahnbefeuerung, mitten zwischen den Landebahn-Leuchten ausrollte. Es hätte eine Katastrophe werden können, blieb aber nur ein Materialschaden.

Was will ich mit dieser Geschichte bezwecken?

Der Leitspruch ***„Stick to your Decision" (Bleibe bei Deiner Entscheidung")*** ist aus jahrelangen Erfahrungen entstanden, eine einmal gewählte, wohl überlegte Entscheidung bis zum Schluss zu erfüllen. Die Erfolgswahrscheinlichkeit ist bei Weitem höher, als ein aufgeregtes Hin- und Her-Szenario.

Und so verhält es sich mit vielen Dingen, auch im normalen Leben: ***„Mach Dir einen Plan, wäge ihn sorgfältig ab - und erfülle ihn"!***

Auch wenn die Chance, dass Ihnen jemals etwas Ähnliches passiert, das in etwa den Wahrscheinlichkeitsgrad hat, wie die Chance, von einem Cocker-Spaniel in der Arktis zerfleischt zu werden, sollten Sie sich bewusst machen, dass jeden Tag ganz normale Menschen wie Sie und ich, auf der ganzen Welt mit Überschwemmungen, Bergrutschen, Sturmböen, geistesgestörten Mördern, Wirbelstürmen, Eisregen, Börsencrashs, Vergewaltigern und Dutzenden anderen krisenauslösenden Ereignissen wie - zum Beispiel zum Zeitpunkt der Entstehung dieses Textes - Welt-Währungskrisen, Pandemien, Präsidentenwahlen in USA oder der Einführung von „Ermächtigungsgesetzen" in der BRD konfrontiert werden. Viele Krisen entwickeln sich auf eine Art und Weise, die keinerlei Schlagzeilen machen. Gesundheitsnotfälle, Hausbrände und Unfälle im Haushalt können alle eine „negative Panik" mit gefährlichen oder sogar tödlichen Folgen auslösen.

Wie ich bereits erwähnt habe, hoffe ich, dass Sie nie mit einer ernsten Katastrophe konfrontiert werden. Aus diesem Grund habe ich dieses besondere „Krisen-Handout" zusammengestellt. Darin finden Sie Techniken, Pläne und Strategien, die Ihnen helfen sollen, mit der Art von Krisen und Katastrophen umzugehen, mit denen wir in unserer Umgebung konfrontiert werden können.

Also ist die häufigste Reaktion NICHT Chaos, sondern eher das, was als ***„negative Panik“***, also ***Erstarrung***, bezeichnet wird.

Wie ich bereits zum Thema Stress erwähnte, dreht sich in einer Krise erst einmal alles um STRESS. Angst erzeugt Stress. Das war im Laufe der Evolution auch so gewollt. Denn Stress war und ist ein lebenswichtiges Antriebsmittel, um lebensbedrohliche Situationen zu überwinden. Durch Angst werden hormonelle Prozesse in Gang gesetzt, die für eine kurzzeitige Versorgung von Muskeln zur Verfügung stehen müssen, um zum Beispiel eine Fluchtreaktion ausführen zu können.

Das beste Mittel gegen Angst ist Vorbereitung

Angst ist ein ganz normaler Teil des Lebens. Vielleicht haben Sie Angst vor Spinnen oder anderen Viechern. Vielleicht haben Sie Angst davor, Ihren Job zu verlieren. Oder dass Ihrer Familie etwas passiert. Wahrscheinlich haben Sie auch Stress im Umgang mit dem Unbekannten.

Warum wir Ängste haben

Es gibt viele Gründe, warum wir als Menschen Ängste entwickeln.

In einigen Fällen sind wir ängstlich, weil wir wissen, dass etwas potenziell gefährlich für unsere Sicherheit und unser Wohlbefinden ist. Zum Beispiel haben Sie vielleicht Höhenangst, mit der Konsequenz in Ihrer Vorstellung tödlich zu verunglücken.

Es gibt Ängste, die sind angelernt und übernommen. Wenn Sie zum Beispiel in einem Haushalt aufwachsen, in dem Ihre Familienmitglieder eine panische Angst vor Spinnen haben, kann das dazu führen, dass Sie diese Angst ebenfalls entwickeln. Dazu müssen Sie nicht unbedingt Kontakt mit Spinnen haben. Es muss nicht etwas Physisches sein, was Angst macht. Die Generationen unserer Vorfahren, die einen oder gar zwei Kriege miterlebt haben, tragen eine große Last realistischer Ängste mit sich, die systemisch auf die Nachkommen übertragen werden. Die Technik der Familienaufstellung zeigt es immer wieder sehr eindrucksvoll, welche Macht übernommene Ängste auf die Nachkommen haben. Es gibt wissenschaftliche Studien, die solche hochstressigen Ängste im Methyl-Gehirnstoffwechsel von Nachfahren der Völkervertreibung aus den beiden Kriegen heute noch nachweisen können.

Die Wichtigkeit vom Wissen über die Dinge

Es gibt Wege der Auflösung und Möglichkeiten aus dieser Belastung zu entkommen, ohne unbedingt intensive psychotherapeutische Interventionen beschreiten zu müssen. Das ist kein unausweichliches Schicksal, sondern eine Chance zur Selbstheilung.
Sie finden hier einige Übungen, die Ihnen helfen, Ihre Handlungsfähigkeit zu behalten oder zurückzuerlangen. Die Ausbildung in diesen Techniken der Angst-und Stressbewältigung ist der Schlüssel, besonders wenn Sie irrationale Ängste haben.

Nun, nehmen wir an, Sie beschließen, Ihre Angst ein wenig weiter zu erforschen. Wird dies dann plötzlich Ihre Angst vollkommen heilen? Vielleicht nicht. Aber es kann Ihnen helfen, auf die Auflösung dieser Angst hinzuarbeiten.

Später gehe ich tiefer auf diese Thematik ein.

Die dort erwähnte Technik soll Ihnen ein besseres Gefühl für Ihre eigene interne Krisenreaktion vermitteln. Dieses Grundbewusstsein mag vereinfachend erscheinen, aber es ist unerlässlich. Es wird Ihnen helfen, schnell zu Stufe 3 zu gelangen.

Abschließender Gedanke

Niemand hat behauptet, dass die Überwindung von Ängsten einfach sei. Dies gilt auch, wenn die Ängste Jahre oder Jahrzehnte zurückliegen.
Ich widerspreche hier der immer wieder geäußerten Meinung, dass man wissen muss, ob Ängste rational und berechtigt sind. Es ist jedenfalls für eine erfolgreiche Auflösung nicht unbedingt nötig. Die Tatsache des Auftretens des Problems ist vollkommend ausreichend und bedarf keinerlei Wertung. Wichtig ist allerdings, sich darauf vorzubereiten, dass die Angst hinter jeder Ecke lauern kann. Dazu ist dann hilfreich, ein Werkzeug an der Hand zu haben, welches Sie zu jeder Zeit und an jedem Ort einsetzen können.

Was ich in diesem Ratgeber exklusiv anbiete, ist die Fähigkeit zu erlernen, in Momenten des absoluten Chaos den Überblick nicht zu verlieren und unbedingt handlungsfähig zu bleiben.

Die anzuwendende Methode besteht aus zwei Komponenten.

Sie entstammt zum einen den Stressausbildungen des Militärs und der Polizei und trägt den Namen „Tactical Breathing“ oder Stressatmung.
Als zweite Komponente verbinde ich diese Atemtechnik mit dem gleichzeitigen Beklopfen bestimmter Körperpunkte. Diesen Teil habe ich dem Protokoll der Angst- und Stressreduktions-Technik EFT übernommen. Dies lehre ich bereits seit etwa 20 Jahren und habe enorm gute Erfahrungen damit gemacht.

Ich biete Ihnen als Leser dieses Buches im 2. Teil dieser Doppel-Ausgabe den kostenfreien Zugriff auf die Dokumentation der Technik EFT (Emotional Freedom Techniques).

Alles Wissenswerte zum Selbststudium finden Sie auch bei dem nachfolgenden Internet-Link:

www.eft-info.com

Wichtig ist, dass die Übung in JEDER Situation innerhalb von Minuten wirksam ist und nicht vom äußeren Geschehen ablenkt.

Es folgt eine kurze Erklärung für die Wirkungsweise:

Bei kontrollierter Atmung und gleichzeitigem Beklopfen eines definierten Körperpunktes werden sowohl das Atemzentrum als auch der Stresskoordinator im limbischen System, der Hypothalamus, derart synchronisiert, dass die Ausschüttung von Stresshormonen unterbunden wird und es zu einer Beruhigung kommt. Dies ermöglicht die Rückkehr zu voller Handlungsfähigkeit und verhindert, dass es zu einem traumatischen Geschehen kommt.

Und so einfach ist es:

Ich werde an späterer Stelle nochmals auf verschiedene Techniken der Beruhigung durch Atmen zurückkommen. Während Sie kontinuierlich mit der geballten Faust einen Punkt neben der Halsgrube auf Höhe des Schlüsselbeins klopfen, atmen Sie tief ein, während Sie vier bis fünfmal klopfen. Nun halten Sie die Luft für vier bis fünf Schläge an und atmen aus.

Das machen Sie etwa fünf Mal und Sie werden eine Erleichterung erfahren, die Sie wieder zentriert.

Das Stressprotokoll

Eine überlebenswichtige Anti-Angst-Taktik

Die Atmung ist eine der wenigen Aktionen, die von unseren beiden somatischen Nervensystemen (für Dinge, die wir bewusst steuern können, wie z.B. die Arme bewegen oder die Zunge herausstrecken) und von unserem autonomen Nervensystem ausgeführt werden.

Dazu gehören Dinge, die wir normalerweise nicht eigenmächtig kontrollieren können, wie Herzfrequenz, Schweißfluss oder die Verdauung.
Ich werde das noch öfters ansprechen. Sie atmen automatisch, ohne darüber nachzudenken. Aber Sie können die Art und Weise, wie Sie atmen auch bewusst ändern (zumindest für eine gewisse Zeit).

Die Atmung ist für die meisten Menschen eine Brücke. Es ist die einzige Brücke zwischen diesen beiden Nervensystemen. Indem Sie das kontrollieren, verändern Sie die Art und Weise, wie Ihr gesamter Körper auf einen Krisenfall reagiert. Wenn Sie erstarren, also anfangen, in Panik zu geraten, oder wenn es Ihnen in einer Situation schwerfällt, herauszufinden, wie Sie sich von nun an verhalten, dann ist dies die Gelegenheit, eine 5-stufige „Taktische Atmungsübung auszuprobieren. Dies soll aber nicht Ihre einzige Aktion für einen Notfall bleiben.

Ziehen Sie Bilanz über Ihr Leben

Die oben erwähnte Technik soll Ihnen ein besseres Gefühl für Ihre eigene Krisenreaktion vermitteln. Dieses Grundbewusstsein mag helfen, schnell zu Stufe 3 zu gelangen.

Das amerikanische Militär benutzt einen sehr eingängigen ***Merksatz***:

Man nennt ihn einfach „Die 8 P‘s“:

„Proper Prior Planning and Preparation Prevents Piss-Poor Performance“

„Ordentliche Vorausplanung und Vorbereitung verhindern eine „Piss-Poor Ausführung“

Dabei handelt es sich um eine Überlebensstrategie in unserem limbischen Gehirn, die schon seit Tausenden von Jahren besteht und relativ erfolgreich die Menschheit in den Anfängen ihrer Existenz vor dem Aussterben bewahrt hat. Vereinfacht sind es die drei Verhaltensformen im limbischen Gehirn, die das Überleben gewährleisten sollen. Man nennt sie Fight (Kampf), Flight (Flucht) und Freeze (Erstarrung). Diese Grundprogramme haben sich im Laufe der Zivilisation zu komplexen Programmen entwickelt.

Ob Militär oder zivile Institutionen, sie alle nutzen Checklisten und Flussdiagramme für alle möglichen Verfahren.

Je höher entwickelt diese Planungen sind, desto anfälliger werden sie. Es mag manchmal etwas übertrieben erscheinen... aber in Krisen machen Ausbildung und Vorbereitung den Unterschied aus, ob Menschen überleben oder sterben.

Ob Sie nun den „8 Ps" oder meinem später beschriebenen persönlichen Aktionsmantra folgen, der Punkt ist, dass Sie bereit sein müssen, vorzeitig zu handeln. Es ist zu spät, darauf zu warten, bis sich eine Krise entfaltet. Unsere Gehirne schalten sich unter extremer Angst ab. Sie werden keine Chance haben, zu überlegen, was zu tun ist, wenn Minuten (oder sogar Sekunden) den Unterschied zwischen Leben und Tod bedeuten.

Nichts desto trotz ist erstens das Protokoll ein Fahrplan dafür, wie man aus einer Krise heil herauskommt. Und zweitens zu wissen was zu tun ist. Dies bringt einen enormen Vorteil für Sie und Ihre Lieben.

Allein dieses Wissen schafft Vertrauen und verringert die Angst. Wenn Sie es schaffen, dass die Angst in Ihrem Inneren nicht bis zum Äußersten steigt und Sie lähmt, ist es unwahrscheinlich, dass Sie einer negativen Panik erliegen. Das bedeutet, Sie bleiben souverän und Ihr Selbstvertrauen wird es Ihnen ermöglichen, angemessen zu handeln, während es andere Menschen vor Angst erstarren lässt.

Selbst auf die Gefahr, mich zu wiederholen, rege ich an, sich regelmäßig mit MÖGLICHKEITEN verschiedener Krisenszenarien zu beschäftigen. Es gibt Menschen, die einwenden, dass bereits diese Beschäftigung die Wahrscheinlichkeit für das tatsächliche Entstehen eines Geschehens ausreicht, getreu dem quanten-physischen Satz:

„Das Geschehen findet dort statt, wo ich meine Energie hin lenke“

Grundsätzlich stimmt der Satz, jedoch bestimme ich immer noch selber, ob und welche Energie ich dort einsetze. Die intellektuelle Beschäftigung damit löst jedenfalls noch GAR NICHTS aus. Gefährlich wird es erst, wenn ich all meine (mich lähmenden) Ängste generiere, anstatt mir virtuelle Lösungspläne zu kreieren und Auswege zu entdecken.

Mir Auswege aus Situationen zu gestalten macht mich souverän und sicher. Das wiederum erfüllt das quantenphysische Gesetz der Erfüllung und des daraus folgenden Erfolgs!

Die folgenden Kapitel werden die Grundlage für dieses Vertrauen bilden. Konkret spreche ich über die vier Schritte in dem, was ich mein „Stressprotokoll“ nenne.

Diese Schritte sind:

Nr. 1: Design

Nr. 2: Bestimmung

Nr. 3: Schutzschild

Nr. 4: Anwender

Wenn Sie diese einfachen Techniken erst einmal gelernt haben, werden Sie auf alles vorbereitet sein, was die Natur oder der Mensch Ihnen an den Kopf werfen kann. Ich bin überzeugt, dass Sie dadurch auch eine ganz neue Lebensperspektive erhalten werden.

Krisen und gelegentliche Katastrophen sind ein Teil des Lebens. Sie müssen diese Tatsache akzeptieren. Wenn Sie darauf vorbereitet sind, werden große Teile dieser Dinge eventuell zu bloßen Ärgernissen und nicht zu lebensverändernden Ereignissen.

Für mich persönlich weiß ich, dass egal was passiert, ich damit umgehen kann. Deshalb liege ich nicht wach, wenn ich über diese Art von Problemen nachdenke.

Mein Stressprotokoll gibt Ihnen Auskunft über alles, was Sie wissen müssen. Ich habe nicht nur viele Erfahrungsberichte anderer Menschen erhalten und gesammelt. Ich habe auch deren Verhalten studiert (inklusive meinem eigenen). Dann habe ich alles auf diejenigen Informationen reduziert, von denen ich glaube, dass Sie wirklich nur das wissen müssen.

Bitte verstehen Sie mich nicht falsch: mehr drüber zu wissen ist eine feine Sache. Leider nutzt Ihnen das im Krisenfall wenig. Der Spruch ***„Wissen ist Macht“*** gilt nicht für das menschliche Verhalten in der Katastrophe, denn dort zählt alleine der Spruch:

„Können ist König“

Aus den vorliegenden Beispielen lassen sich unzählige Analogien ableiten.

Mein Ziel ist es, Ihnen Möglichkeiten aufzuzeigen und nicht, Sie mit Ballast voll zu packen. Aus diesem Grunde werden Sie hier auch nicht lernen, wie sie sich mit einem Polarbären sozialverträglich Ihren frisch gebauten Überlebens-Iglu teilen.

Ich möchte Ihnen Angebote machen, in Krisen pragmatisch zu sein, frei nach dem abgewandelten Motto:

„Wer heilt hat Recht" bedeutet in der Krise:
„Wer sie heil durchsteht, hat überlebt"

Design

Schritt Nr. 1 des Krisen-Protokolls

Der erste Schritt in meinem Protokoll heißt ***DESIGN***. Was bedeutet das genau?

Nun ... das ist der am häufigsten übersehene Teil fast jeder vorbereiteten Strategie -

Die meisten Menschen neigen dazu, sich ausschließlich auf das zu konzentrieren, was sie „haben". Aber in Wirklichkeit sind Vorräte weniger wichtig als das DESIGN.

Mit DESIGN meine ich mehrere Dinge:

- Ein Verständnis dafür zu erlangen, was in einer Krise wirklich passiert.
- Um zu verstehen, wie Sie und Ihre Lieben in einer Krisensi - tuation wahrscheinlich reagieren werden, und...
- Um genau zu wissen, welche Schritte Sie unternehmen müssen, um überhaupt einen Plan zu haben.

DESIGN hilft Ihnen zu verstehen, wie sich eine Krise wirklich entfaltet, und wie Gruppen und Einzelpersonen auf Stresssituationen reagieren, um dann diesen wohlüberlegten strategischen Plan umzusetzen.

Wenn ich Menschen diesen kritischen Schritt erkläre, ist die übliche Reaktion, dass er „einfach“ klingt ... und manche tun ihn sogar als „mit ein bisschen gesunder Menschenverstand reicht“ ab.

Aber denken Sie bitte daran, dass Sie auf eine Krisensituation nicht so reagieren werden, wie Sie sich im normalen Leben verhalten. Denn in einer echten Krisensituation schaltet das Gehirn einen Großteil seiner intellektuellen Funktionen ab. Gesunder Menschenverstand findet dann erst einmal nicht mehr statt. Alle „intelligenten“ Systeme werden auf ein Minimum reduziert. Wenn Ihnen das passiert, wird es garantiert den Stressschwellenwert erhöhen. Allein schon deswegen, weil es Ihnen fremd ist, so (nicht) zu reagieren.

Immer wieder berichten Menschen, die mit einem Notfall konfrontiert wurden, dass sie jemand anderen bitten mussten, die drei Zahlen 112 zu wählen, weil sie selber in diesem Moment eine so scheinbar einfache Handlung nicht durchführen konnten.

Ja selbst die räumliche Orientierung wird fast unmöglich, wenn sich das Sehfeld auf einen ca. 30 Zentimeter großen Tunnelblick reduziert. OK, das gilt meist für Männer, denn Mütter müssen sich ja noch um „die Brut“ kümmern. IDa hat die Evolution sich etwas anderes ausgedacht. (Deshalb finden Frauen ja IMMER einen Parkplatz). hr physisches Seefeld ist größer. Aber einen „Tunnelblick“ haben sie auch, und zwar einen emotionalen.

Denken Sie eine Minute darüber nach: der Ansturm von Stresshormonen gepaart mit der völligen Unkenntnis der Situation, macht es für viele Menschen nahezu unmöglich, triviale Dinge zu erledigen.

Die gute Nachricht ist, dass Sie mehrere Möglichkeiten haben, dies zu bearbeiten.

„Erkenne dich selbst“

Denken Sie daran: „negative Panik“ ist ein evolutionärer Bewältigungsmechanismus, der den Tod vortäuscht. Sie befällt Menschen, die sich verängstigt und in einer Falle gefangen fühlen.

Zu Zeiten der Höhlenmenschen war es vielleicht eine gute Überlebenstaktik, sich tot zu stellen, damit ein Säbelzahntiger das Interesse an ihnen verliert. Aber bei einem Feuer, einer Überschwemmung, einem Absturz oder einer ähnlichen Katastrophe führt Erstarrung zu einem fast sicheren Tod.

Deshalb müssen wir in unserer modernen Welt ein Abgleiten in diesen Zustand unbedingt verhindern.

Aber dazu sollten wir uns ein wenig mit der menschlichen Psychologie befassen ...

Katastrophenforscher haben festgestellt, dass Menschen in einer Krise typischerweise drei psychische Stadien durchlaufen. Die Fähigkeit zu erkennen, in welchem Stadium man sich befindet, ist eine Möglichkeit, um nicht in „negative Panik“ abzugleiten.

Wir nennen diese Stadien

- ***Stufe 1 - Unglaube***
- ***Stufe 2 - Überlegung***
- ***Stufe 3 - Entschlossenheit***

Diese Reihenfolge ist die übliche Abfolge der Stufen

Denken Sie bitte daran, dass dies keine Absolutwerte sind ... Sowohl die Reihenfolge, als auch die Zeit, die in jeder Stufe verbracht wird, variiert. Wichtig ist, dass Sie sich daran erinnern, dass Sie so schnell wie möglich die Stufe 3 erreichen sollten.

Stufe 3 ist die einzige, in der Sie die entscheidenden Maßnahmen ergreifen können, um Ihr Leben zu retten.

Lassen Sie uns jede Phase etwas näher betrachten.

Stufe 1

Unglaube

Das Gehirn „arbeitet", indem es Erfahrungsdaten nimmt und sie mit Modellen vergleicht, die es bereits gebildet hat, um die Welt zu verstehen. Der größte Teil unseres Alltagslebens passt in eines dieser Modelle. Denn solange Sie nicht einen „Ersthelfer"-Arbeitsplatz haben, treten Notfälle ja nicht sehr regelmäßig auf.

In einem Krisenfall stimmen die aufgenommenen Signale nicht mit unseren „normalen" Modellen überein. Das Gehirn versucht dann diese in eines der „normalen" Modelle einzupressen. Dies geschieht entweder durch Verleugnung oder Unglauben. Wenn jemand alleine nur von solch einer Krise erzählt, reagieren diese Menschen meist aggressiv mit den Worten: *„Das kann ich mir nicht vorstellen"* und wenden sich ab.

Ein großartiges Beispiel für Unglauben gab es in den Büros von Morgan Stanley am 9 /11. Rick Rescorla bemühte sich nach Kräften, seine Mitarbeiter regelmäßig auf einen Notfall vorzubereiten. Doch nach dem ersten Flugzeugeinschlag blieb ein Senior-Vizepräsident an seinem Schreibtisch sitzen, um dort weiterzuarbeiten. Er erledigte seine Geschäfte weiterhin am Telefon. Und er weigerte sich einfach, zusammen mit dem Rest seiner Etage, diese zu evakuieren.

Er war völlig ungläubig. Er leugnete, dass er sich überhaupt in irgendeiner Gefahr befand, und er bezahlte für seine Ungläubigkeit mit seinem Leben. Tragischerweise war er auch einer der Gründe dafür, dass Rescorla wieder in den brennenden Turm hinaufging und dort umkam, nachdem er fast alle anderen gerettet hatte.

Wenn etwas außerhalb Ihrer normalen Erfahrung geschieht, müssen Sie es sofort als solches erkennen! Sagen Sie sich nicht: *„Oh, es wird schon gut gehen“* oder „Die Behörden werden mir schon sagen, ob ich mir darüber Sorgen machen soll“. Sie müssen erkennen, dass Sie persönlich in einer Krise sind. Je eher Sie dies tun, desto leichter können Sie Stufe 1 überwinden. Auch wenn in Ihnen Widerstand bei dem Wort „müssen“ aufsteigt, bedenken Sie bitte, es gelten im Stammhirn keine Höflichkeitsfloskeln, sondern das Prinzip des wertungsfreien Überlebens!

Stufe 2

Überlegung

Eine Person überspringt sofort Stufe 1, wenn sie die Realität der Situation akzeptiert. Jetzt muss sie etwas unternehmen. Aber was? Dies ist der Beginn von Stufe 2, der Überlegung. Intellektuelles Taktieren ist aber erst dann möglich, wenn das limbische Überlebensprogramm soweit heruntergefahren wurde, dass sich gelernte Programm-Schritte aufbauen können. Was ist darunter zu verstehen? Sobald Sie in der Lage sind, den Stress des Überlebensprogramms (Schritt 1) abzuarbeiten, haben Sie Zugriff auf intellektuelle Ressourcen. Auf etwas, dass Sie bereits vor einiger Zeit gelernt (idealerweise auch geübt) haben. Das heißt, Sie brauchen noch nicht einmal kreativ zu werden, es reicht schon, eingeübte Programme ablaufen zu lassen. Je mehr Programme dieser Art Sie abrufen können, desto eher haben Sie die Barriere überschritten. Ich werde Ihnen immer wieder in diesem Text die „Taktische Atemtechnik" anbieten, mittels der Sie einen großen Schritt in Richtung Stressrelease erreichen können. Auch wenn ich mich wiederhole: diese Technik wurde von mir noch erweitert, indem Sie rhythmisch mit den Fingerspitzen auf einen Körperpunkt klopfen. Sie erreichen damit die physische Auflösung von Stressabläufen im limbischen Gehirn durch Abbau von Stresshormonen und Vermeidung von Trauma-Geschehen, gleichzeitig eröffnen Sie eine Möglichkeit, mittels zuvor trainierter Programme, Auswege aus dem Geschehen zu finden.

Manchen fällt es schwer zu entscheiden, was sie heute zu

Abend essen möchten. Sie können stundenlang interne Beratungen darüber durchführen. Stellen Sie sich vor, Sie diskutieren über die beste Möglichkeit, Ihr Leben zu retten, und das mitten in einer schrecklichen Zerreißprobe. Das wird schwierig und ist ziemlich gefährlich.

Wir fragen uns vielleicht, was dem leitenden Angestellten von Morgan Stanley durch den Kopf ging, als er zurückblieb und weiterarbeitete. Nachdem ein zweites Flugzeug den Turm 2 (sein eigenes Gebäude) getroffen hat, glauben Sie, dass er begann, darüber nachzudenken wie er sich retten könne?

Würde er sich auf den Boden legen? Würde er auf das Dach steigen? Müsste er springen, so wie er es bei den Menschen von Turm 1 beobachtete? Ich bin sicher, dass er sich in der Falle gefangen und verängstigt fühlte. Die Chancen standen schlecht für ihn, so dass er wahrscheinlich in „negative Panik“ geriet und einfach erstarrte.

Der Punkt ist, dass Sie in einer Krise KEINE Zeit mit Ratschlägen und Überlegungen verbringen dürfen.

Es ist wichtig, im Voraus genau zu wissen, was zu tun ist.

Wenn Sie bereits einen Notfallplan haben, besteht auch kaum Bedarf an Beratung und Diskussion. Sie führen den Plan einfach buchstabengetreu aus. Das bringt uns zu:

Stufe 3

Entschlossenheit

Dies ist der Moment, in dem Sie handeln. Sie beginnen mit der Ausführung des bestehenden Plans. Dies sollte ein wohlüberlegter, gut eingespielter und öfters geprobter Plan sein.

Rescorlas vorherige Evakuierungsanweisungen und sein Drill versetzten die Mitarbeiter von Morgan Stanley in die „sofortige Phase 3", als die eigentliche Krise einsetzte. Seine „Feuerwehrleute" und Abteilungsleiter begannen sogar bereits damit VOR seinem eigentlichen Evakuierungsbefehl aktiv zu werden.

Fast 3000 Menschen überlebten aufgrund des sofortigen Erreichens dieser nächsten Stufe der ***Entschlossenheit***.

Um dies in unserem eigenen Leben erreichen zu können, müssen wir uns jedoch zuerst über die beiden folgenden Themen unterhalten.

Bedeutung der Selbstfürsorge in Zeiten des Aufruhrs

„Mit jedem Akt der Selbstfürsorge wird Ihr authentisches Selbst stärker, und der kritische, ängstliche Verstand wird schwächer. Es ist eine kraftvolle Erklärung: *„Ich bin auf dem richtigen Weg, ich bin auf dem richtigen Weg."*

„Jeden Tag bin ich mehr und mehr auf dem richtigen Weg."

Zeiten des Aufruhrs

In dieser schnelllebigen Zeit, in der man innerhalb von 24 Stunden fast überall auf der Welt sein kann, gibt es einen ständigen Strom von Weltereignissen, und man kommt nie

von seiner Arbeit los. Stress ist eine Konstante. Immer mehr jüngere Menschen leiden an Depressionen und Angstzuständen, wobei bei fast 11% der 12- bis 17-Jährigen und einem von fünf Erwachsenen Angstzustände oder Angststörungen diagnostiziert werden. Etwas hat sich bei den Menschen und ihrer Lebensweise verändert.
Ich möchte hier jedoch nicht über die Feinheiten der Ursachen diskutieren. Sei es die ständige Verbindung zur Technologie und allem, was damit zusammenhängt, oder Krieg, Hungersnot und Krankheit, die Teil des täglichen Lebens geworden sind. Die Menschen, aus welchen Gründen auch immer, haben heute mehr denn je mit ihrer psychischen Gesundheit und der allgemeinen Erfüllung ihrer Lebensziele zu kämpfen.

Glücklicherweise gibt es eine einfache Antwort, die für jeden zugänglich ist: Selbstfürsorge und Selbstmitgefühl.

Forscher untersuchten, wie die Sorge um das eigene Selbst ihnen zugutekommen könnte. Sie sagten: „Wir überprüfen empirische Arbeiten zu den Korrelationen von Selbstmitgefühl und zeigen, dass es durchweg mit Wohlbefinden zusammenhängt.

Warum Selbstfürsorge?

Die Idee der Selbstfürsorge als wichtiger Teil des täglichen Lebens gibt es seit Tausenden von Jahren. Eine der ersten Gruppen, die dies thematisiert haben, sind die Buddhisten. Sie sagen, dass ein Mensch, um vollkommen zu sein, zwei Qualitäten gleichermaßen entwickeln sollte: Mitgefühl auf der einen Seite und Weisheit auf der anderen. Mitgefühl nicht nur für andere, sondern auch für sich selbst.

Was ist Selbstmitgefühl?

In Anlehnung an eine Untersuchung von Dr. Kristin D. Neff umfasst das Selbstmitgefühl drei Grundgedanken:

Die Idee des Selbstmitgefühls oder der Selbstfürsorge als wichtiger Teil des täglichen Lebens gibt es seit Tausenden von Jahren. Eine der ersten Gruppen, die dies konzeptualisiert anstrebten, sind die Buddhisten. Sie sagen, dass ein Mensch, um vollkommen zu sein, zwei Qualitäten gleichermaßen entwickeln sollte: Mitgefühl auf der einen Seite und Weisheit auf der anderen. Mitgefühl nicht nur für andere, sondern auch für sich selbst.

Ein Gefühl der gemeinsamen Menschlichkeit, zu erkennen, dass wir alle kämpfen. Wenn wir versagen, haben wir irrational das Gefühl, dass alle anderen perfekt sind. Aus welchem Grund auch immer, wir haben das Gefühl, dass es allen anderen leichter fällt als uns. Das verursacht Gefühle der Isolation. Mit Selbstmitgefühl erinnert man sich daran, dass jeder kämpft. Ein Teil des Menschseins ist das Versagen. Wir sind alle gleich.

Achtsamkeit

Das kann bei weitem das Schwierigste sein. Instinktiv hängen wir Emotionen an unsere Gedanken. Achtsamkeit bedeutet nicht, dass wir uns zu sehr mit unseren Gedanken identifizieren, sondern dass wir sie anerkennen und dann mit einem klaren Verstand handeln. Auf diese Weise lassen wir uns nicht von einer Flut von Gefühlen einfangen und mitreißen.

Wie man Selbstmitgefühl praktiziert

Eine der einfachsten Möglichkeiten, sich in Selbstwertgefühl zu üben, ist es, sich einen Moment Zeit für sich selbst zu nehmen. Ganz gleich, ob es sich dabei um morgendliches Training oder kurz vor dem Schlafengehen handelt, nehmen Sie sich einen Moment Zeit und erkennen Sie Ihren Selbstwert. Egal, ob Sie Mutter, Vater, Bruder oder Tochter sind, Sie bedeuten jemandem etwas.

Eine weitere Praxis, die es umzusetzen gilt, ist, sich selbst zu schonen. Niemand ist perfekt, und wir alle haben Grenzen. Das kann schwierig sein, wenn man ständig von sozialen Medien umgeben ist. Es ist schwieriger, sich selbst gegenüber kritisch zu sein, wenn man niemanden hat, mit dem man sich vergleichen kann.

Versuchen Sie schließlich, Ihre Sicht der Dinge zu ändern. Jedes Negative kann genauso leicht positiv sein, wie jedes Positive negativ sein kann. Versuchen Sie in einer Weise zu denken, die eher motivierend als entmutigend ist.

Lassen Sie die Natur all Ihre Ängste, Sorgen und Schmerzen heilen - atmen Sie sie einfach.

Als Sie aufwuchsen, schien es, als ob Ihre Eltern Ihnen immer sagten, dass Sie nach draußen gehen und spielen sollten. Aber jetzt, da Sie älter sind, müssen Sie sich um wichtigere Dinge Sorgen zu machen. Sie haben eine 40-Stunden-Woche und eine Familie, um die Sie sich kümmern müssen. Was Sie vielleicht nicht wissen ist, dass die Natur tatsächlich heilend wirken kann. Sie müssen nichts weiter tun, als nach draußen zu gehen, um diese Auswirkungen zu erfahren.

Die Vorteile der Natur

Es gibt viele Vorteile, die damit einhergehen, die natürliche Schönheit des Planeten wirklich zu erleben. Hier ist ein Blick auf einige der möglichen Vorteile, wenn man sich den Sehenswürdigkeiten, Geräuschen und Gerüchen der Natur aussetzt, laut einer Studie, die im International Journal of Environmental Research veröffentlicht wurde.

- Weniger Ängste und Sorgen
- Ein beruhigendes Gefühl in Körper und Geist
- Stärkeres Immunsystem
- Senkung von Blutdruck und Herzfrequenz
- Bessere Stimmung und geringeres Risiko einer Depression
- Größere Entspannung und Stressabbau

Was noch besser ist, dass einige dieser Effekte sofort eintreten. Vielleicht fühlen Sie sich vor dem Besuch eines örtlichen Parks besorgt oder gestresst und fühlen sich erleichtert, sobald Sie das Zwitschern der Vögel hören.

Finden Sie heraus, was Sie beruhigt.

Einige Dinge in der Natur werden für Sie viel beruhigender sein als andere. Das erste, was Sie tun sollten, ist herauszufinden, was Sie persönlich tatsächlich beruhigt.

Zum Beispiel:

- Genießen Sie die Geräusche von rauschendem Wasser oder einem plätschernden Bach?
- Genießen Sie es, im Herbst alle Farben des Regenbogens in

den Blumen und Bäumen zu sehen?

- Lieben Sie den Geruch frisch erblühter Blumen im frühen Frühling?

Was auch immer es ist, dass Sie an der Natur lieben, was Sie am meisten beruhigt, finden Sie einen Ort, an dem Sie diese besonderen Dinge erleben können.

Wenn es nicht möglich ist, die Dinge an einem physischen Ort zu erfahren, besorgen Sie sich die passenden Meditations- und Geräusch-CDs.

Schalten Sie Ihre elektronischen Geräte aus.

In den Industrieländern schauen etwa 86% der Einwohner regelmäßig auf ihr Telefon. Um wirklich aus Ihrem Ausflug in die Natur das Beste herauszuholen, sollten Sie also Ihr Telefon ausschalten oder es in Ihrem Rucksack verstauen. So können Sie sich wirklich auf die Welt um Sie herum konzentrieren und der Angst, den Sorgen und dem Schmerz entfliehen, die Sie derzeit überwältigen.

Geplante Auszeit in Ihrem Tag nutzen

Allein der Gang in den Park und das Gezwitscher der Vögel könnte ausreichen, um Sie zu beruhigen und in die Gegenwart zurückzubringen. Aber um die Natur wirklich so zu erleben, wie sie erlebt werden sollte, müssen Sie sich Zeit nehmen, sie zu genießen.

Das bedeutet, dass Sie Ihre Ausflüge in die Natur an Tagen unternehmen, an denen Sie keine anderen Verpflichtungen haben. Nehmen Sie sich ein paar Stunden für eine 5-Kilometer-Wanderung oder einen ganzen Tag Zeit, um einen Wildpark zu erkunden. Auf diese Weise müssen Sie nicht herumhetzen, um alles zu sehen, oder mit Bedauern zurückblicken und denken, Sie hätten etwas verpasst.

Schlussbemerkungen

Die Natur ist etwas, das nur sehr wenige Menschen wirklich voll schätzen. Aber es ist bekannt, dass sie heilende Wirkungen hat und Ihren Geisteszustand unbegrenzt verbessern kann. Wenn Sie in den Wald, auf einen Berg oder an die Küste gehen, nehmen Sie sich die Zeit, die Anblicke, Geräusche und Gerüche zu genießen. Sie werden sich nie so ruhig und frei fühlen wie in der realen Welt.

Das Stressprotokoll

Wiederholung

Die Atmung ist eine der wenigen Aktionen, die von unseren beiden somatischen Nervensystemen (die Dinge, die wir bewusst steuern können, wie z.B. den Arm bewegen oder die Zunge herausstrecken) und von unserem autonomen Nervensystem ausgeführt werden.

Dazu gehören aber auch Dinge, die wir normalerweise nicht eigenmächtig kontrollieren können, wie Herzfrequenz, Schweißfluss und Verdauung beeinflussen. Sie atmen automatisch, ohne darüber nachzudenken. Aber Sie können die Art und Weise, wie Sie atmen, auch bewusst ändern, zumindest für eine gewisse Zeit.

Indem Sie ihre Atmung kontrollieren, können Sie die Art und Weise, wie Ihr gesamter Körper in einer Krise reagiert, verändern.

Wenn Sie erstarren ... anfangen, in Panik zu geraten ... oder wenn es Ihnen in einer Krisensituation schwerfällt, genau herauszufinden, wie Sie sich in der nächsten Situation verhalten sollen, sollten Sie als erstes eine einfache vierstufige „Taktische-Atmung“ ausprobieren.

Dies soll aber nicht Ihre einzige Aktion für den Notfall bleiben!

Die EFT-Methode

Diese Methode zur Angst- und Stressauflösung kennen Sie vielleicht unter dem Begriff „Klopfakkupressur“. Sie ist ein wirksames und wissenschaftlich anerkanntes Mittel zur erfolgreichen Behandlung von posttraumatischen Belastungsstörungen. So zeigte sie zum Beispiel unter vielen anderen in einer Studie mit 764 amerikanischen Soldaten, die unter dem Eindruck ihrer Kampfeinsätze in ihrer Basis mit EFT behandelt wurden, sehr erfolgreiche Ergebnisse. Darüber hinaus ist sie ein stets verfügbarer Schlüssel, die gesamte Palette der Stress- und Angstzustände zu bewältigen.
So wird zum Beispiel nicht unbedingt das gesamte Rezept der Klopfrhythmen benötigt, wenn der Anwender gerade emotional in einer Akutsituation sehr involviert ist und niemanden hat, der ihn dabei begleitet.

Wenden Sie einfach den Merksatz an:

Klopfe und verbinde Dich mit Deinem Gefühl!

Während des Klopfens spürt man bereits, wie sich die stressende Belastung signifikant vermindert.
Zum Klopfen mit EFT gehört es, sich Sätze laut vorzusprechen, die das jeweilige Gefühl beschreiben. Schauen Sie sich das Video auf ***www.eft-info.com*** an und sprechen Sie laut mit.
Somit haben Sie nun bereits zwei Möglichkeiten kennengelernt, mit Hilfe von EFT Ihren Stress zu vermindern:
Die „Taktische Atmungsvariante" und die unspezifische Klopf-Anwendung ohne Einsatz von Klopfsätzen.
Ich möchte Ihnen nochmals ans Herz legen, diese Übungen regelmäßig anzuwenden
Wenn Sie hier EFT spezifischer einsetzen möchten: Das Gefühl, die Emotion, welche Sie beim Lesen dieses Textes jetzt verspüren, sind das Ziel der Bearbeitung. Benennen Sie diese laut, während Sie jeweils einen neuen Punkt beklopfen. Bitte nutzen Sie unbedingt Ihre Vorstellungskraft!

Da Bilder mehr als 1000 Worte vermitteln, schauen Sie sich bitte auch diese kurze Einführung zu weiteren Anwendungen dieser Technik, demonstriert von meiner Kollegin und Cheftrainerin Sonja Sannert, auf ihrer Webseite an:

https://www.sonjasannert.de/emotional-freedom-techniques-eft/

Die oben erwähnten Techniken sollen Ihnen ein besseres Gefühl für Ihre eigene interne Krisenreaktion vermitteln.
Dieses Grundbewusstsein mag vereinfachend erscheinen, aber es ist unerlässlich. Es wird Ihnen helfen, schnell zur „Stufe 3" zu gelangen:

Entschlossenheit

Lassen Sie uns damit beginnen, den Rest Ihrer Reaktionspläne zu konkretisieren. Alle guten Pläne haben zwei grundlegende Komponenten: ein strategisches Ziel und Taktiken, um dieses Ziel zu erreichen.

Anders ausgedrückt: Ihre Strategie definiert, **WAS** Sie zu erreichen versuchen.

Ihre Taktik bestimmt, **WIE** Sie das erreichen wollen.

Ich bitte Sie, über die Situationen, die Sie verwundbar machen würden, in Ihrem Leben nachzudenken. Was würden Sie zum Beispiel tun, wenn...

- in Ihr Haus eingebrochen wird
- der Strom für Tage oder Wochen ausfällt
- Sie Ihre Arbeit verlieren
- Sie von einem bewaffneten Angreifer bedroht werden
- Sie eine Naturkatastrophe erleben
- das moderne Kommunikationsnetz zusammenbricht
- Sie in einen Schusswechsel geraten
- Ihnen befohlen wird, Ihre Wohnung zu evakuieren und Sie Ihre Heimatstadt verlassen müssen
- Sie von einem Terroranschlag überrascht werden
- Ihr Haus abbrennt
- Sie in einen schweren Verkehrsunfall verwickelt werden
- sich In Ihrem Land eine Pandemie ausbreitet
- Sie Ihre Wohnung für längere Zeit nicht verlassen dürfen

- Demokratische Grundregeln nicht mehr gelten
- das Finanzsystem zusammenbricht

Die Umstände eines jeden Menschen sind einzigartig. Der Reaktionsplan eines jeden ist anders. Es gibt keine „Einheitsgröße“ für alle Antworten auf diese Fragen. Aber es ist wichtig, über Szenarien wie die oben genannten, nachzudenken.

Ihr Ziel wird es sein, in einem Stück lebend aus diesen Notfällen herauszukommen. Versuchen Sie, sich auch andere Krisen vorzustellen, die eventuell gerade jetzt auf Ihre besonderen persönlichen Umstände zutreffen.

Natürlich können Sie mit der DESIGN-Phase über Bord gehen. Sie können und sollten nicht versuchen, sich auf alles vorzubereiten. Aber was Sie tun können ist, sich auf die Krisen vorzubereiten, die in Ihrer Vorstellung am wahrscheinlichsten sind und auf die, die möglicherweise katastrophal für Sie und Ihre Familie sind und die eventuell bereits jetzt, wenn auch nur teilweise, absehbar sind.

Bitte bedenken Sie, dass sich viele Krisen bereits lange vor deren tatsächlichem Eintreten abzeichnen. Es schadet nichts, auch in dieser Richtung sensibler zu werden. Es ist KEIN „Flöhe Husten“, es ist ein Training für Ihr Bauchgefühl.

Vorerst sollten Sie jedoch nur potentielle Katastrophensituationen zur Kenntnis nehmen und sich überlegen, wie Sie darauf reagieren würden. Wenn Sie jetzt diese mentale und emotionale „Beinarbeit“ leisten, werden Sie beruhigt und gestärkt sein, falls diese Krisen dann wirklich eintreten. Denken Sie daran, dass es in der DESIGN-Phase darum geht, Ihre wichtigste Krisenreaktion vorzubereiten:

Ihr Werkzeug: Ihr Verstand

Sie sollten diese Ideen vielleicht aufschreiben. Sie werden jeweils darauf Bezug nehmen können, während Sie das Protokoll durcharbeiten.
Verwenden Sie dieses Handbuch zur Abrundung des allgemeinen Gefahrenbewusstseins.
Akute Krisen sind immer das, was die Fantasie beflügelt.
Sie fragen sich, wie sie bei einem Flugzeugabsturz oder terroristischen Zwischenfall reagieren würden.
Ich möchte aber auch, dass Sie wissen, dass Feuer, Verkehrsunfälle, ärztliche Kunstfehler und die Einnahme pharmazeutischer Produkte die bei weitem größeren Todes-Verursacher sind.

Wichtig: Aber auch dagegen können Sie sich wappnen!

Mein Krisenprotokoll soll Ihnen einige wichtige Tipps vermitteln, sollten Sie jemals selbst in eine dieser Situationen geraten. Auch wenn die Umstände nicht dem bereits Durchdachten entsprechen, Sie werden pragmatisch einen analogen Lösungsweg finden! Zumindest wird es Ihnen helfen, die Augen für einige der wahrscheinlichsten Bedrohungen für sich und Ihre Lieben zu öffnen.

Was brauchen Sie, um aus der Krise herauszukommen?

Die obigen Schritte haben Ihnen geholfen, Ihren Geist und Ihre Emotionen zu zentrieren. Sie helfen Ihnen auch dabei, eine umfassende Bereitschaftsstrategie zu entwickeln.

Planen Sie die Aktion, handeln Sie nach Plan: In unserem Mantra sind Sie alle aufgefordert, bei der „Planung der Aktion" zu helfen. Aber das ist erst „die halbe Miete..."

Um die andere Hälfte zu meistern, das „Handeln nach dem Plan" durchzuführen, müssen Sie jedoch über die entsprechenden Fähigkeiten verfügen, Ihre Pläne in die Tat umzusetzen.

Üben, Üben, Üben

Dies ist die letzte Komponente des DESIGN-Protokolls. Es ist auch die Wichtigste von allen. Die vorhergehenden Ideen haben Ihnen geholfen, Ihrem „Toolkit" für Notfallmaßnahmen neue Werkzeuge hinzuzufügen. Diese bilden den Rahmen, um in einer Krise ruhig und konzentriert zu bleiben.
Aber selbst die schärfste Klinge stumpft mit der Zeit ab. Es reicht nicht aus, ein akademisches Verständnis dafür zu haben, wie man sich verhalten soll. Sie müssen üben, diese Fähigkeiten, jederzeit präsent zu erhalten. Denken Sie daran, dass das Letzte, was Sie tun wollen, der Versuch ist, eine Krise zu durchdenken. Nur durch Übung werden Sie lernen, die Phasen schnell zu durchlaufen und sofort zu handeln.

Die wichtigen Informationen in meinem gesamten Krisenprotokoll sind nutzlos, wenn Sie sie nicht üben. Deshalb ist dies der wichtigste Bestandteil von allem.

Beispiel

Kann man Regierungen im Krisenfall noch vertrauen?

Sicherlich werden Sie in Ihre Planung auch mit einbeziehen, dass Sie einen Großteil von Rettungsmaßnahmen an die professionellen Retter und Regierungsstellen abgeben können.

Ich möchte Sie an dieser Stelle ganz eindringlich warnen:

Bitte verlassen Sie sich nicht zu sehr darauf!

Zu lernen, wie die Regierung zu reagieren gedenkt, ist ebenfalls von Vorteil, aber vor allem, damit Sie wissen, wie Sie mit deren ineffizienten Pläne umgehen und Ihre eigenen Vorstellungen durchsetzen können.

In der amerikanischen Literatur habe ich das folgende Statement eines Trainers aus Los Angeles gefunden:

„Auf uns können Sie nicht zählen“ ... „Niemand kommt Ihnen bei einer Katastrophe zu Hilfe“, sagte der CERT-Ausbilder Mason. Das hatte mich bereits gelehrt, dass meine Erwartung, die Regierung würde ihre Bürger nach dem Hurrikan Katrina retten und schützen und versorgen, vollkommen unvernünftig war.

Laut Mason ist und war es schon immer der Regierungsplan: das Chaos geschehen lassen und zu hoffen, dass die Menschen sich erst einmal um sich selbst kümmern.

„Dann kommen wir herein, schnappen uns die Überlebenden und helfen denen sich zu erholen".

Sie sehen: wir sind alle erst einmal auf uns allein gestellt. Die Notfallbereitschaft liegt tatsächlich in der Verantwortung jedes Einzelnen.
Genau zu dem Zeitpunkt, als ich das Manuskript zu diesem Buch zum Druck einreichen wollte, passierte in Deutschland eine furchtbare Überschwemmungskatastrophe. Und es passiert genau das, was in den USA bereits durch die Überschwemmungen durch den Wirbelsturm Katrina geschah.

Ich bin sicher, dass sich auch die Regierungen Europas in etwa so verhalten. Sie sind ja noch nicht einmal in der Lage ein „normales" Leben zu organisieren und die Sicherheit zu garantieren. Was soll denn erst werden, wenn sich die Dinge zuspitzen".

Ich möchte jedoch (auch aus eigenen Erfahrungen) eine Lanze für jeden Einzelnen des Rettungspersonals persönlich brechen. Menschen die sich unermüdlich aufopfern, sich dabei um andere Menschen kümmern, die deren Hilfe dringend benötigen.

Meine Kritik bezieht sich ausschließlich auf das übergeordnete Verhalten der Politiker, beziehungsweise „Verwaltungsmenschen" die zu einem großen Teil Krisen erst haben entstehen lassen. Jedenfalls gehe ich persönlich davon aus, dass wir uns schon längst mitten in einem Krisenszenario befinden.

Diese Bewertung bleibt natürlich jedem selber überlassen. Je weniger Sie das Problem herunterspielen oder negieren, sondern ernst nehmen, desto größer ist Ihre Überlebenschance.

Später werde ich noch genauer auf diese Thematik eingehen.

Ich kann nicht versprechen, dass Sie nie einer „negativen Panik“ erliegen werden und in den Freeze (Erstarrung) gehen werden, aber für eine gut trainierte vorbereitete Person mit einem wohlüberlegten Plan sind die Chancen relativ groß, dies zu überwinden. Denken Sie an die Zeit zurück, als Sie zum ersten Mal Autofahren lernten. Sie mussten sich überlegen, wie Sie die Spur wechselten oder links abbiegen konnten. Jetzt denken Sie nicht einmal darüber nach. Sie tun es einfach.

Das Auto fühlt sich wie eine Verlängerung Ihres Körpers an. Wie haben Sie diese Fähigkeit gemeistert?

Durch Übung!

Das Krisenprotokoll

Bereitschaft

Der erste Begriff unseres vierstufigen Krisenprotokolls - DESIGN - deckt den wichtigsten Aspekt jedes Bereitschaftsplans ab: die Vorbereitung des Geistes auf die Krise. Schritt Nr. 2 umfasst die BEREITSCHAFT. Während der erste Schritt sich um die intellektuellen und mentalen Aspekte von Krisen kümmert, beschäftigt der zweite Schritt die physischen Dinge, die Sie möglicherweise benötigen. Beginnen wir damit, dass wir besprechen, mit welchen Arten von Krisen Sie konfrontiert werden könnten. Das wird Ihnen helfen, die Dinge zu erkennen, die Sie brauchen werden.

Die Krise erkennen

Krisen gibt es in zwei Hauptarten - akute und anhaltende Krisen.

Wie ich in Schritt Nr. 1 erwähnt habe, sind akute Krisen in der Regel diejenigen, die in den Köpfen der Menschen auftauchen. Ein Mann, der in einem von Flammen verschlungenen Haus aufwacht, befindet sich mitten in einer akuten Krise. Er muss sofort Maßnahmen ergreifen, um zu überleben.

Dauerkrisen regen normalerweise die Phantasie nicht an. Aber es sind diejenigen, die Sie am ehesten erleben werden. Dauerkrisen können als akute Krisen - wie ein Erdbeben oder Pandemien oder der Versuch einer Regierung, das Volk zu destabilisieren und dazu zu benutzen, die von Ihr (ohne Legitimation durch das Volk) gemachten Fehler das Volk zahlen zu lassen. Sie beginnen als relativ harmlose Vorsorgemaßnahme, aber sie enden meist weit über den ersten Schock hinaus.

Vorratshaltung

Später werde ich Ihnen auch noch sagen, was und wie viel von diesen Dingen Sie als Vorrat benötigen werden. Sie können Ihre Reserven erhöhen/verringern, je nachdem, wie lange Sie glauben, dass Sie „weg vom Netz" sein könnten. Das Problem ist jedoch, dass man sich nur schwerlich vorstellen kann, was eine Krise an Umständen mit sich bringt.

Ganz gleich, wie Sie sich entscheiden.

Ich ermutige Sie, sich an das Sprichwort zu halten: ***„Vorsicht ist besser als Nachsicht"***. Wenn Sie es sich leisten können, sollte Ihr Grad der Vorbereitung signifikant Ihr Risikoniveau übersteigen.

Es ist nie eine Frage des „ob", es ist immer eine Frage des „wann"

An einem heißen Sommernachmittag am 14. August 2003 sackten zwei Hochspannungsleitungen in Walton Hills, Ohio, in einen nahen gelegenen Baum ab.

Stromleitungen hängen durch, wenn sie überlastet sind. Der zusätzliche Strom, der durch die Leitungen fließt, heizt sie auf, und dadurch dehnen sie sich aus und hängen durch. An diesem Sommertag liefen in der Stadt alle Klimaanlagen und zogen „eine Tonne“ Strom durch die überlasteten Leitungen.

Als zwei durchhängende Leitungen nahe gelegene Bäume berührten, löste der Kontakt den Sicherheitsüberbrückungs-Mechanismus des örtlichen Kraftwerks aus. Das System schaltete die Stromzufuhr zu den Leitungen ab. Die Abschaltung zwang andere Leitungen, eine höhere Last zu tragen, was wiederum dazu führte, dass sie in andere nahegelegene Bäume absackten.

Dieser Vorgang wiederholte sich unentwegt.

Um 15.17 Uhr produzierte das örtliche Kraftwerk in Ohio mehr Strom, als es über die verfügbaren Leitungen verteilen konnte. Notfallsysteme schalteten das Kraftwerk ab, um eine Überlastung des Generators zu verhindern. Andere Anlagen erhöhten die Leistung, um dies auszugleichen. Doch ähnliche Fehler in veralteten Stromleitungen und Notabschaltsystemen zwangen diese Anlagen, ebenfalls abzuschalten. Eine Kaskadenreaktion begann.

Um 16.13 Uhr wurden 256 Kraftwerke in acht nordöstlichen Bundesstaaten und einer kanadischen Provinz abgeschaltet.

Fünfundfünfzig Millionen Menschen waren ohne Strom - tagelang - nächtelang.

Als der Tag zur Nacht wurde, begann sich das Chaos zu entfalten. Einbruchsalarme waren nicht funktionsfähig, so dass Einbrüche und Plünderungen in die Höhe schnellten. Wellen panischer Notrufe überrollten die Polizei, Feuerwehrleute und medizinische Notfallhelfer. In New York City reagierten die Notfalldienste auf mehr als 80.000 Hilferufe, weit mehr als doppelt so viel wie üblich.

- In Michigan, ließ ein Mann in seinem Haus einen Benzingenerator laufen und starb an den Folgen einer Kohlenmonoxidvergiftung. Ein anderer starb nach dem Einschlafen wegen brennender Kerzen. Das Feuer griff auf Vorhänge über und verschlang ihn und sein Haus.
- Millionen Bürger im ganzen Staat waren tagelang ohne Wasserversorgung.
- Ältere Menschen starben vor Stress an Herzinfarkten. Rücksichtslose Autofahrer töteten Kinder, die auf ihren Fahrrädern durch unbeleuchtete Straßen fuhren.
- Diejenigen, die kein Bargeld hatten, konnten weder lebenswichtige Güter kaufen, noch Geld von Banken oder Geldautomaten abheben.
- Der Handel kam fast zum Erliegen, als die gesamte Bevölkerung wartete und sich fragte: „Was machen wir jetzt?"

Der Stromausfall im Nordosten von 2003 war damals der zweitgrößte in der Weltgeschichte. Er forderte mindestens 11 Todesopfer. Für die meisten Beteiligten war es eine gefährliche und „ungemütliche" Zeit. In den schlimmsten Fällen erwies sich der Stromausfall als tödlich.

Aber auch wir hier in Europa werden regelmäßig von Stromausfällen heimgesucht. Ich berichte mehr darüber in späteren Kapiteln.

Unerwartete, störende Ereignisse sind eine Tatsache des Lebens. Es ist nie eine Frage des „ob", es ist immer nur eine Frage des „wann". Es gibt keinen guten Grund, diesen unerwarteten, aber unvermeidlichen Ereignissen schutzlos und unvorbereitet ausgeliefert zu sein. Sie können schon jetzt einige einfache Schritte unternehmen, um sich und Ihre Familie vor anhaltenden Krisen wie zum Beispiel einem Stromausfall zu schützen.

Es geht in diesem Kapitel um die Grundversorgung, die Sie benötigen, wenn Sie auf sich selber angewiesen sind. Das ist ein entscheidender Teil Ihrer Bereitschaft.

Wasser

Eine Krise, die zu einem längeren Stromausfall führt, kann Ihr Wasser für den menschlichen Genuss unbrauchbar machen. Das bedeutet, Sie bekommen eine letzte Spülung und dann ... Dies kann sehr schnell zu einem ernsten Gesundheitsproblem werden. Der Ausfall der Stromversorgung ist zu 95% für den Verlust der Wasserversorgung verantwortlich (zumindest für Großstadtbewohner).

Vorsicht

Wie ich bereits erwähnte, ist es in keinem Fall eine gute Idee, sich auf alles vorbereiten zu wollen. Es wäre eine scheußliche Art, ein Leben zu führen, das Sie mit Sicherheit krank macht und leicht pathologische Züge im Sinne von Verfolgungswahn annehmen kann. Besser ist es, seinen gesunden Menschenverstand und ein paar (wenn überhaupt, wirklich nur ein paar) Statistiken zu bemühen, NACHDEM Sie die Kapitel 1-3 wirklich sorgfältig abgearbeitet haben.

Zu jedem professionellen System gehört ein Fluchtweg

Bisher haben wir überwiegend von Ihren intellektuellen und mentalen Fähigkeiten gesprochen. Quasi Schachzüge, die auf geistigen Fertigkeiten beruhen. Dabei dürfen wir aber keinesfalls unsere emotionalen Möglichkeiten und Bedingungen unterschätzen. Das menschliche Gehirn hat einen „eingebauten Fluchthelfer", dessen einzige Aufgabe es ist, das Überleben in einer lebensgefährlichen Krisensituation zu gewährleisten. Der beste Weg, eine Krise unbeschadet zu überstehen ist, das Training mit unserem Fluchthelfer. In einem perfekten Zusammenspiel von Körper, Geist und Seele liegt die optimale Möglichkeit des Überlebens jeglicher Art. Es darf keine Konkurrenz zwischen den einzelnen Protagonisten geben. Der Erfolg liegt einzig und alleine in einem perfekten, vertrauensvollen Zusammenspiel der Komponenten. So ist es wichtig zu wissen, dass alle Abläufe des Stammhirns zur Bereitstellung kurzzeitiger Höchstleistungen, grundsätzlich OHNE eine Wertung des Geschehens stattfinden.

Das Ziel heißt „Überleben um jeden Preis". Die weiter entwickelten Hirnregionen, wie der bereits erwähnte Präfrontale Kortex, „arbeiten" mit anderen Verfahren. Hier kommen die intellektuellen Anlagen voll zum Tragen. Kalkül und Fantasie werden in höchst komplizierten Planspielen eingesetzt. Vielleicht erinnern Sie sich noch an den Wahlspruch in der Luftfahrt:

„Expect the Unexpected, Anticipate!"
„Erwarte das Unerwartbare, schau voraus!"

Das ist ein perfektes Zusammenspiel von mentalen Leistungen zur Vorbereitung intellektueller Handlungen. Das primäre Ziel dieses Buches ist der koordinierte Einsatz Ihrer mentalen und emotionalen Anlagen. Ich beschränke mich mit Bedacht auf diese beiden Talente und überlasse anderen Spezialisten, bei Ihnen ihre Personaltrainer-Fähigkeiten einzusetzen.

Der Spruch *„Mens sana in corpore sano“* (Ein gesunder Geist in einem gesunden Körper) entstand in einer Zeit, in der die emotionalen Abläufe des Stammhirns noch unbekannt waren und ein Mensch sich grundsätzlich über seine intellektuellen Fähigkeiten definierte.

„Ich denke, also bin ich“.

Es war aber nur die halbe Wahrheit. Die gesamte Skala der menschlichen Fähigkeiten macht uns zu dem, wozu wir geschaffen wurden: Erfahrungen zu machen und diese als wichtige Teile in das universelle Ganze einzubringen. In dem Moment, wo Sie diesen Auftrag anerkennen (können), werden Ihnen auch die Instrumente und die Möglichkeiten zu seiner erfolgreichen Erfüllung zur Verfügung stehen!

Nun möchte ich den Bogen, den ich im Absatz „Fluchtmöglichkeiten“ geschlagen habe, wieder auf dieses Thema zurückführen. Die Entscheidung zur Flucht kann sowohl von langer Hand geplant, als auch durch eine Situation initiiert werden, die keinen Aufschub duldet. Letztere ist die bei Weitem unangenehmere.

Ich werde im Detail im Logistikteil des Buches auf Einzelheiten eingehen. Hier sei jetzt bereits eine Perspektive besprochen, die sich wie ein roter Faden durch Ihren Weg der

Krisenbewältigung ziehen wird.

In der Survival-Literatur finden Sie regelmäßig den Begriff der „Drei“ Bedingungen, ohne die kein Überleben möglich ist.

Je nach Blickwinkel erscheinen dort verschiedene Komponenten wie zum Beispiel:

Überleben ist NICHT möglich

- 3 Minuten ohne Sauerstoffversorgung
- 3 Stunden ohne geeignete Unterkunft
- 3 Tage ohne Wasser / Schlaf
- 3 Wochen ohne Nahrung
- etc.

Wegen dieser Dringlichkeit enthält jedes professionelle Krisenmanagement mindestens eine Fluchtmöglichkeit. Ich möchte den Begriff „Flucht“ in den Begriff „Rückzug“ präzisieren. Damit wird die Bedingung gleich klarer, dass diese Fluchtmöglichkeit nicht unbedingt außerhalb Ihrer gewohnten Wohnumgebung geschehen muss.

In diesem Fall also, in dem man sich in seinem zu Hause verkriecht und dort verschanzt, spricht man von einem „Bail-In“. Als Lehre aus den letzten Kriegen, finden wir zum Beispiel heute noch im Rahmen des Zivilschutzes in der Schweiz sogenannte Zivil-Schutzräume. Was spricht dagegen, sich im Keller seiner Wohnung / Hauses einen solchen einzurichten und mit Möbeln und Vorräten auszurüsten? Wie so etwas aussehen kann, werde ich später erläutern.

Überschwemmungs-Risiken

Nun ist es nicht gerade eine in Sachen Vorsorge planerische Meisterleistung, sich einen Schutzraum in einem Keller einzurichten, wenn man im Einzugsgebiet eines Flusses liegt, der regelmäßig über die Ufer tritt, oder dessen Grundwasserspiegel sich als Rückstau bildet.

Gerade, als ich diesen Ratgeber schreibe, pumpt mein Sohn nach der Flutkatastrophe in Deutschland den Keller seines Hauses aus.

„Ja, aber wer hätte denn so etwas ahnen können?", hört man hier und dort.

Auch hier gilt:
„Expect the Uninspected!"
„Erwarte das Unerwartbare!"

Sollten Sie neu in der Gegend leben und sich über solch eine Möglichkeit informieren wollen, empfehle ich Ihnen, sich bei Versicherungsunternehmen kundig zu machen, die eine Wohngebäudeversicherung innerhalb eines potentiellen Überschwemmungsgebietes anbieten. Dort finden Sie, nach Postleitzahlen geordnet, solche Wohngebiete aufgelistet und tariflich klassifiziert. Beachten Sie jedoch bitte, dass in den letzten Jahren weniger die großen Flüsse, als deren kleinen Zuflüsse katastrophenartig über die Ufer traten. Die Natur holt sich ihr Gebiet zurück.

Darüber hinaus hat sich wieder einmal bewiesen, dass Regenmassen als Starkregen einen immer größeren Anteil an Überschwemmung Katastrophen einnehmen.

Des Weiteren weise ich Sie auf die durch Klimawandel enorm gestiegenen Risiken von Sturmschäden in bewaldeten Gebieten hin. Die Menschen haben durch „geordnete" Wiederaufforstung versäumt, windbrechende Maßnahmen einzusetzen. Früher pflanzte man große Büsche und Hecken derart vor die Waldränder, dass diese dem Sturm die Kraft nahmen, die dahinter liegenden Bäume zu entwurzeln. Ihrer Vorsorge sollten Sie eine weitere Überlegung schenken. Und zwar, wenn Ihr Haus an einem Hang liegt und dort von den immer öfter entstehenden Sturzbächen unterspült und fortgeschwemmt wird.

Wie ich bereits des Öfteren erwähnte, möchte ich Sie nicht verunsichern, sondern anregen, die Welt, in der Sie leben, aus einem anderen Blickwinkel zu betrachten.

Auch wenn Ihr Vorbereitungsgrad dem eines Schlachtschiffes alle Ehre macht, ohne Rettungsinsel (und die Bereitschaft, vom Oberdeck dort hinein zu springen), wäre das ganze System eine Krücke. Im Laufe des Buches werde ich auf die verschiedenen Facetten des Ausweichens und der Flucht sowohl für Sie und Ihre Lieben, als auch ihr Hab und Gut, zurückkommen.

Dennoch wäre die Arbeit nutzlos, die Sie in den ersten drei Schritten geleistet haben, wenn es nicht auch den oben beschriebenen Fluchtweg gäbe. Betrachten Sie diesen als Backup für Ihr Backup. Das bedeutet, dass Sie Ihr Leben, das Ihrer Lieben und Ihrer Versorgung, sowie Ihre Vermögenswerte an einen neuen Ort transportieren können. Das alles muss jedoch innerhalb kürzester Zeit geschehen.

Die gute Nachricht ist, dass es einfacher sein kann, als Sie denken. ***Wenn Sie sich vorher gut vorbereitet haben***. Im optimalen Fall haben Sie schon derart gut vorgesorgt, dass Sie sich bereits in „sicheren" Zeiten einen solchen Fluchtort vorbereitet haben, der vielleicht sogar von Ihnen bereits komplett ausgerüstet wurde.

So ein Fluchtort hat, wenn er professionell ein- und ausgerüstet wurde, eine Menge Vorteile. Bleibt Ihnen doch NUR NOCH, sich und alles, was Ihnen am Herzen liegt, dorthin zu verbringen und „die-Luken-hinter-sich-dicht-zu-machen".

Sicherung Ihrer persönlichen Dokumente

Einige grundsätzliche Bemerkungen möchte ich jedoch, bevor ich ins Detail gehe, noch anbringen:

Das digitale Zeitalter hat die Aktenführung einfacher gemacht als je zuvor. Dies ist ein zweischneidiges Schwert. Die digitale Aktenführung ermöglicht den Transport und den Zugriff auf Ihr gesamtes „digitales Leben" sehr bequem. Aber diese digitalen Aufzeichnungen machen es auch leicht, Ihre Identität zu „hacken", zu stehlen und gegen Sie zu benutzen.

Sie können einige einfache Schritte unternehmen, um alle Ihre wichtigen Original-Unterlagen in digitale Form zu übertragen. Denken Sie aber daran, der wichtigste Teil ist der sichere Schutz dieser digitalen Informationen.

Denken Sie auch bitte daran, dass es später funktionierende Geräte geben muss, um diese Daten zu lesen. Ein USB-Stick ist eine feine Sache, solange Sie diesen magnetisch abgeschirmt (in einer Plastikhülle eingewickelt) in einer Metalldose aufbewahren. Vielleicht bringen Sie in derselben Dose noch eine Kopie des Sticks als CD/DVD unter. Denken Sie aber bitte unbedingt auch an geeignete Schutz- und Unterbringungsmöglichkeiten für Ihre ORIGINAL-Unterlagen!

Aber zuerst sollten Sie erkennen, dass es eine umgekehrte Beziehung zwischen Informationszugänglichkeit und Informationssicherheit gibt. Je sicherer Sie Ihre Informationen machen, desto weniger zugänglich sind diese in der Regel (und umgekehrt). Es erfordert zusätzlichen Aufwand, Ihre Unterlagen gleichzeitig zugänglich und sicher zu machen.

Bevor Sie sich jedoch die Mühe machen und in die Digitalisierung Ihres Lebens investieren, möchte ich Sie noch mit dem Umstand konfrontieren, dass diese Maßnahmen unter Umständen KEINE gute Idee sind.

Eines der folgenden Kapitel dieses Buches beschäftigt sich intensiv mit dem Problem, dass sowohl militärische Interventionen, als auch solare Ereignisse elektromagnetische Vorgänge wie Stromerzeugung und dessen Nutzung, unmöglich machen. Dabei wird der Schutzschild der Erde durch magnetische Sonnenstürme durchbrochen (EMP), oder es werden als militärische Intervention in großen Höhen Wasserstoffbomben zur Explosion gebracht und somit jeglicher geordnete elektromagnetischer Prozess unmöglich gemacht. (HEMP)

Alles, was dann ungeschützt diesem riesigen Magnetsturm ausgesetzt wäre, würde durch Überspannung zerstört.

Das bedeutet auch, dass alle sich in diesem Feld befindlichen, digitalen Aufzeichnungen innerhalb von Millisekunden unbrauchbar würden.

Primär kämen hierdurch erst einmal nur wenige Menschen zu Schaden. Das wird sich schnell ändern, wenn Sie sich vorstellen, wie schnell unser hochmodernes, auf Elektrizität beruhendes und von ihrem abhängigen System sich in ein Chaos verwandeln wird.

Die „zivilisierte" Welt bzw. der Erdteil, den der Magnetsturm bestrahlt, wird zum größten Teil innerhalb kürzester Zeit in das Steinzeitalter katapultiert.

Das soll ja aber nicht bedeuten, dass dieser Sprung nicht überlebbar ist.

Wenn Sie Glück haben, befinden Sie sich dann mit einer Gruppe Gleichgesinnter in frostfreien, subtropischen Gefilden.

Bitte denken Sie daran, dass es immer einen Ausweg gibt (siehe Teile 1-3).

Wir können uns gemeinsam ja langsam von einer Währungskrise als Crash, mit der Gefahr des Verlustes Ihres gesamten Vermögens, eine Pandemie mit anschließendem Zusammenbruch unserer Demokratie, bis dorthin, wo Ihre Vorstellungskraft momentan auch noch nicht hinwill (oder kann), bewegen. Aber bis dahin kann man ja erst einmal an einem mehrtägigen Stromausfall „üben".

Vorsorge

In meiner Einleitung sprach ich davon, dass es eine gewisse Abhängigkeit zwischen Krise und „Opfer" gibt. Krisen im Sinne von Naturkatastrophen hat es schon „immer" gegeben. Die Erde und alles was auf ihr lebt, ist damit auf ihre Art fertig geworden: entweder sind die Erdbewohner untergegangen oder haben überlebt und haben genetisch ihre Konsequenzen daraus gezogen.

Nehmen wir an, ein Meteorit stürzt auf die Erde und löscht einen Großteil allen Lebens aus. Es bilden sich neue Lebewesen, die verbliebene Umweltbedingungen sehr schnell perfekt assimilieren. Im Grunde gibt es bei Naturkatastrophen keine großen Konsequenzen außer in Fragen der Anpassung. Das liefe dann so ab: Überschwemmung ▯ Wer schwimmen konnte überlebte und suchte sich einen neuen Platz zum „Weiterleben“.

Das kann man auf fast alle natürlichen Krisen so anwenden. Am Ende stand: wer laufen, schwimmen oder fliegen konnte ... „Weiterleben“.

Leider sieht das in unserer hochtechnisierten Welt etwas anders aus. Wobei sich an den Umständen einer Krise nicht viel geändert hat: eine Krise ist immer noch abhängig vom „Opfer“, um eine Krise zu werden.

Wenn Sie sich das vergegenwärtigen, ist es sehr viel einfacher, mit einer solchen Situation umzugehen. Das soll in keinem Fall zynisch klingen.
Ich möchte Ihnen damit eine Sichtweise anbieten, die es Ihnen einfacher macht, die Krise bis zu einem gewissen Grad zu bewältigen. Auch hier gibt es natürlich Grenzen, aber wenn es sich nicht gerade um einen Weltuntergang handelt, gibt es eine Menge Möglichkeiten, eine Krise zu überleben. Ich möchte Sie aber noch darauf hinweisen, dass eine Krise in keinem Fall davon abhängig ist, ob Sie an sie glauben.

So wie der "Liebe Gott" nicht davon abhängig ist, dass oder ob Sie an ihn glauben. Die Abhängigkeit der Krise, die ich meine ist, dass Sie es in der Hand haben, Umfang und Konsequenzen selber zu gestalten.
Das geht am besten, wenn Sie (soweit möglich) sich vorbereitet und Vorsorge getroffen haben. Wobei der Begriff Vorsorge sehr elastisch ist und sich NICHT auf eine Ansammlung von ein paar Kästen Wasser beschränkt. Vorsorge kann auch bereits leisten, wer sich INFORMIERT.

Sie tun sich damit einen großen persönlichen Gefallen. Es könnte der Schlüssel zu einer gesunden Zukunft werden. Übernehmen Sie die Verantwortung und die Gestaltung Ihrer persönlichen Zukunft, da wo angemessen, auch für Ihre Lieben, und als Konsequenz daraus auch für Ihre Mitmenschen!

Da Sie ja gerade diese Zeilen lesen, kann ich Ihnen bestätigen, dass Sie auf einem guten Weg sind, vorausgesetzt, dass es NICHT beim Lesen bleibt!

In dieser Krise darf man auf keinen Fall die menschlichen Aspekte vergessen.
Der Mensch ist nicht geschaffen, alleine zu sein. Er ist ein soziales Wesen. Genau diese Eigenschaft wird gerade in der heutigen Situation angegriffen und eingeengt.

Die entscheidende Bedeutung von menschlicher Unterstützung in globalen Zeiten der Angst und Ungewissheit

Viele Menschen haben diese eine „Person, auf die man immer zählen kann“. Man ruft sie an, wenn man vor einem Vorstellungsgespräch nervös ist, sich über ein Familienmitglied ärgert oder sogar den Verlust eines geliebten Menschen betrauert. Sie scheint immer das Richtige zu wissen, um Ihnen das Gefühl zu geben, die Situation ein wenig besser zu meistern, ein wenig mehr Selbstvertrauen zu haben und etwas weniger in Ihrer Traurigkeit verloren zu sein.

Aber jetzt stehen wir vor einer globalen Krise, wie wir sie noch nie zuvor erlebt haben. Gerade jetzt, wo die Angst überhandnimmt, wird von politischer Seite alles getan, die Verbindung zu unserem Selbstvertrauen zu kappen und soziale Kontakte zu unterbinden. Angeblich geschähe dies zum eigenen Schutz vor Ansteckung. Aber es geschieht gegen besseres Wissen. Es generiert Angst, und Angst ist der Garant für ein schwaches Immunsystem. Ist das gewollt?

Warum brauchen wir menschliche Unterstützung?

Ob Sie mit Ihrer Arbeit, Ihrer Familie, Ihren Hobbys verbunden sind, Freunde haben einen großen Einfluss auf Ihr Leben.
Wie profitieren Sie davon, gute Freunde zu haben?
Laut der Mayo Clinic: ist ein guter Freund jemand, der

- Stress verhindert und glücklich macht
- Ihnen mehr Selbstvertrauen gibt
- Ihnen ein Gefühl der Zugehörigkeit gibt
- Ihnen hilft, mit Herausforderungen umzugehen, denen Sie gegenüberstehen
- Ihnen hilft, ungesunde Gewohnheiten aufzugeben oder zu vermeiden
- hilft, Ihr Risiko für größere gesundheitliche Probleme zu verringern

Offensichtlich sind gute Freunde eine gute Medizin! Sie verbessern nicht nur Ihre geistige Gesundheit, sondern auch Ihre körperliche. Bei den zunehmenden Ängsten, die wir alle erleben, brauchen wir alle Hilfe, die wir bekommen können, um glücklich und gesund zu bleiben.

Aber wo können Sie diese guten Freunde finden?

Wie sieht ein guter Freund aus? Worauf sollten Sie bei einem potenziellen Freund achten?

- Sie mögen Sie so, wie Sie sind, um Ihrer selbst willen.
- Sie sind aufrichtig an Ihren Gedanken und Gefühlen interessiert.
- Sie fühlen sich wohl dabei, sich Ihnen zu öffnen.
- Sie sind unterstützend, respektvoll und vertrauenswürdig.
- Sie fühlen sich sicher, glücklich und wohl, wenn Sie Zeit mit ihnen verbringen.

Mit einem Netzwerk von Freunden, die diese Standards erfüllen, können Sie fast jede Herausforderung meistern, einschließlich einer globalen Pandemie. Aber wie können Sie diese Beziehungen aufrechterhalten, während Sie sich sozial distanzieren müssen?

Wie man Freundschaften aufrechterhält, während man sich sozial distanzieren muss

Auch wenn soziale Distanzierung wie ein Feind beim Aufbau und der Pflege solider Freundschaften erscheinen mag, gibt es Möglichkeiten, diese Herausforderung zu umgehen. Diese Krise bietet auch Chancen. Regelmäßige Kommunikation ist in jeder Beziehung wichtig. Hier sind einige kreative Wege, um in Kontakt zu bleiben und dabei sicher und gesund zu bleiben.

Durch Kommunikation:

- Video-Chat
- Telefonate
- Einen Brief oder eine Karte schreiben
- Ein nettes Geschenk mit der Post schicken
- Online-Spiele mit ihnen spielen

Viele nutzen Videotelefonie-Apps, um gemeinsam eine Kaffeepause einzulegen, gemeinsam zu kochen und sogar gemeinsam einen Sportkurs zu besuchen. Die moderne Technologie ermöglicht es uns, all dies und mehr mit unseren

Freunden zu tun, während wir gleichzeitig eine sichere Distanz wahren. Lassen Sie nicht zu, dass soziale Distanzierung der Grund dafür ist, dass Sie all die Vorteile verpassen, die es mit sich bringt, gute Freunde zu haben!

Mit ein wenig Mühe können Sie Ihre Freundschaften aufrechterhalten und sogar einige neue schließen.

Wie ich ein guter Freund für andere sein kann

Gute Freunde zu haben ist wichtig für unsere Gesundheit und unser Glück. Aber um solche Freunde zu haben, müssen wir wissen, wie wir selbst ein guter Freund sein können. Hier sind ein paar Dinge, die wir tun können, um die Art von Person zu sein, die gute Freunde anzieht.

- Seien Sie ein guter Zuhörer! Das ist einer der wichtigsten Punkte, um ein guter Freund zu sein. Menschen können erkennen, wenn Sie ihnen Ihre volle Aufmerksamkeit schenken und mitfühlend zuhören. Dadurch fühlen sie sich geschätzt.
- Öffnen Sie sich. Es kann eine Herausforderung sein, unsere Gefühle mit anderen zu teilen. Aber wenn Sie sich Ihren Freunden gegenüber öffnen, zeigt das, dass Sie ihnen vertrauen und dass Sie sich mit ihnen verbinden wollen.
- Nehmen Sie sich Zeit für sie. Gute Freundschaften brauchen Zeit und Arbeit, um aufgebaut zu werden, aber sie sind die Mühe wert. Wenn Sie sich Zeit für Ihre Freunde nehmen, werden sie wissen, dass sie Ihnen wichtig sind.

Und sie werden sich auch Zeit für Sie nehmen. Und Zeit ist ja genau das, was Sie jetzt haben.

Wenn Ihre Ängste überwältigend sind, kann ein guter Freund wie ein Schutz im Sturm sein. Die Herausforderungen, mit denen Sie konfrontiert sind, werden vielleicht nicht weggehen, aber ein guter Freund wird sie erträglicher machen. Ihre Unterstützung wird die Frustration und Angst, die Sie empfinden, lindern und Ihnen helfen, mit Ihrer Situation auf gesunde Weise umzugehen. Jetzt ist es an der Zeit, dass Sie sich auf Ihre guten Freunde stützen und Sie löschen, wenn sich jemand anbietet.

Je nach Alter und Möglichkeiten können Sie Ihren Teil beitragen, die Bürde älterer und bedürftiger Menschen zu erleichtern. Schauen Sie ins Internet, in Ihre Stadtteilzeitung. Es gibt Dinge genug, die man sogar von zuhause für andere Menschen erledigen kann. Es wird Sie mit Sicherheit mit Genugtuung erfüllen und Ihnen das Gefühl geben, dass Sie etwas wert sind in dieser Gesellschaft.

Da gibt es aber noch eine Möglichkeit seelischen Beistands: das sind unsere Hausgenossen, die Tiere. Sie haben sicherlich schon bemerkt, wie sehr Ihr Haustier sich in Zeiten von Krankheit, Traurigkeit und Verzweiflung Ihnen als Beschützer und Tröster anbietet. Es sind wunderbare Geschenke, die Sie von Ihrem treuen Kumpanen an Ihrer Seite erfahren.

Sie erfüllen alle 5 Bedingungen aus den obigen Zeilen, was einen guten Freund ausmacht. Sie lieben Sie um Ihrer selbst willen!

Wenn Sie möchten, können wir uns dem folgenden Krisenbeispiel widmen. Wenn Sie jedoch das (jetzt noch) nicht möchten, bitte ich Sie, sich die bisherigen Seiten nochmals gut durchzulesen.

Finaler Finanz Crash

Die folgenden Überlegungen sind nicht ausschließlich „auf meinem Mist" gewachsen. Ich habe mich bei Fachleuten jeglicher Richtung informiert. Das, was Sie jetzt lesen, ist jedoch MEINE persönliche Sicht der Dinge, und es sind die für mich daraus entstandenen Lösungsansätze.

Somit habe ich den oben erwähnten ersten Schritt der Vorsorge getan: Ich habe mich informiert und bin bereit zu lernen. Wie ich bereits im Vorwort schrieb, werde ich NICHT werten, sondern einfach meine Schlüsse ziehen. Und hier kommen wir bereits zum Unterschied zur Vorbereitung auf eine Krise durch Fachleute: denen geht es allein um Fakten und Dinge, die ausschließlich intellektuell betrachtet werden.

Kennen Sie den Spruch: ***„Angst ist kein guter Ratgeber"?***

Fürwahr das ist sie, die Falle eines reinen intellektuellen Ansatzes. Aber wir haben ja an früherer Stelle bereits geübt, Angst aufzulösen. Hier ist nun die Gelegenheit, es zur Gestaltung Ihrer Basis und Ihres weiteren Vorgehens einzusetzen.

Wie ist das zu verstehen?

Wenn ich mich über etwas informiere, das ganz enorme Konsequenzen für mich und meine Lieben in einer relativ nahen, jedoch noch unbestimmten Zukunft haben kann, dann ist eine mögliche Form meiner Reaktionen ein von Angst geprägter Unglaube. Das wird sehr stark die Art und Weise meines zukünftigen Verhaltens prägen, und zwar mit einem verkrampften Ansatz. Es wird soweit führen können, dass es mir selbst den Schlaf rauben könnte. Hierdurch verlöre ich meinen Weitblick. Durch den entstehenden Stress entstünde ein enorm verengter Stresshorizont, der jegliche sorgfältige Orientierung behindert, ja sogar unmöglich machte.

Die Atemübung

So, jetzt lade ich Sie ein, nach diesem komplizierten Satz, mit mir gemeinsam nochmals die kontrollierte Atmung einzusetzen und mit Ihren rechten Fingern (oder Faust) den linken Schlüsselbeinpunkt neben der Halsgrube kontinuierlich zu klopfen. Versuchen Sie sich, mit Ihrem Gefühl zu verbinden, also „raus aus dem Kopf!"

Atmen Sie nun langsam" tieeef" ein und halten den Atem während 5 Klopfschlägen an und atmen dann ebenso" tieeef„ aus.

Das machen Sie bitte mindesten drei- bis fünfmal, gerne mehr.

Varianten dazu sind das Beklopfen aller Meridianpunkte.

Während Sie an etwas Unangenehmes denken, hören, sehen, schmecken oder fühlen, klopfen Sie diese Punkte ununterbrochen. Das verhindert nachweislich, dass sich traumatöse Eindrücke im limbischen Gehirn einnisten und wirkt sehr beruhigend.

Sie können diese Übung zum Beispiel an folgendem Statement eines Finanzberaters ausprobieren:

„Millionen von Menschen werden in den nächsten Monaten und Jahren ihre gesamten Ersparnisse verlieren. Wir stehen unmittelbar vor dem größten Wirtschafts- und Finanz-Crash, den die Welt je gesehen hat."

Wenn Sie hier EFT einsetzen möchten: Das Gefühl, die Emotion, welche Sie beim Lesen dieses Textes jetzt verspüren, sind das Ziel der Bearbeitung. Benennen Sie diese laut, während Sie jeweils einen neuen Punkt beklopfen. Bitte nutzen Sie unbedingt Ihre Vorstellungskraft!

Das Gefühl, die Emotion, welche Sie jetzt verspüren, sind das Ziel der Bearbeitung. Benennen Sie diese laut, während Sie jeweils einen neuen Punkt beklopfen.

Wenn Sie sich das in den Kapiteln zuvor Gelesene nochmals vergegenwärtigen und das Stressprotokoll anhand des obigen Textes anwenden, können Sie sehr gut mitverfolgen, auf welcher Ebene Sie sich jetzt befinden.

Was macht der 1. Punkt ***Unglaube*** jetzt mit Ihnen? Können Sie etwas damit anfangen? Kommt vielleicht sogar etwas wie Aggression über den gelesenen „Blödsinn" hoch oder springen Sie eventuell gleich in die nächste ***Stufe 2***, indem Sie die Realitätsmöglichkeit des Inhalts dieses Textes anerkennen.

Nun kommt die wichtigste ***Stufe 3*** Entschlossenheit. Nur hier macht es wirklich Sinn, die taktischen Atmungsvarianten erfolgreich anzuwenden. Ihr Stresshorizont öffnet sich und Sie sind bereit, eine sorgfältige Planung vorzubereiten. Dies bedeutet, nicht wie ein kopfloses Huhn in blinden Aktivismus zu verfallen, sondern in Ruhe zu antizipieren, getreu dem Lehrsatz:

„Erwarte das Unerwartbare - schau voraus“

Im Gegensatz zu vielen anderen Krisen, haben Sie hier den unschätzbaren Vorteil, dass der Faktor Zeit noch relativ flexibel ist, beziehungsweise war. Nun da eine zweite Krise in die erste hineinwächst, wird die Sachlage dringender. Ich meine die Corona-“Pandemie“. Sie verdient jedoch diese Bezeichnung nicht, da sie nicht mehr unter den medizinischen Begriff zu subsumieren ist. Bis Anfang des letzten Jahres war es noch einfacher, bestimmte Vorkehrungsmaßnahmen ergreifen zu können. Mit Corona breitete sich jedoch eine perfide Verletzung demokratischen Handelns aus und spielt direkt in die Abläufe des Crashs.

Ich werde nun auf die Umstände des bevorstehenden Finanzcrashs eingehen. Im Grunde sind es drei Faktoren, die stark genug waren und es noch sind, dass die Finanzsysteme vieler Staaten sie nicht mehr tragen können. Das kommt nicht plötzlich, sondern scheint von langer Hand vorbereitet zu sein.

Diese erwähnten drei Faktoren sind:

- **die Gier nach mehr**
- **das Festhalten an bisherigen Erfolgsmodellen, bzw.**
- **die Unfähigkeit, loszulassen**

Das bedeutet, nur noch einen Trend nach oben zu initiieren, ohne vernünftige, marktwirtschaftlich, gesunde Maßnahmen zu installieren.

Der Aufwärtstrend wurde im Jahr 2000 durch die „Dotcom-Blase“ und 2008 durch die Lehman-Bankenkrise gestoppt. Dies waren die ersten Signale für einen bevorstehenden Crash. Die dort gemachten Erfahrungen wurden jedoch negiert und es wurde lustig weiter (ungedecktes) Geld gedruckt. Eine „Bona Fide“- Währung ohne Deckung (die ausschließlich auf Vertrauen gründet) ist ein Versprechen mit „hinter dem Rücken gekreuzten Fingern“. Das kann nicht lange gut gehen. Es ist und bleibt Betrug auf hohem Niveau. Und hier kommt die Gier ins Spiel ...

Haben Sie einmal versucht, in ein randvoll mit Wasser gefülltes Glas, tropfenweise noch mehr Wasser einzufüllen? Das geht ziemlich lange gut, aber irgendwann ist Schluss. So geht es mit jeder nicht gedeckten Währung: nach 60 bis maximal 70 Jahren ist Schluss. Beim Dollar wurde von Präsident Nixon 1972 die Golddeckung und damit die Wertdeckung, aufgehoben. Genauso ergeht es allen Wertpapieren die auf diesen Währungen gründen. Heiße Luft! Mit dem Euro geht es schneller.

Die große Inflation ist im Anmarsch. Viele Finanzberater wollen das nicht wahrhaben und diejenigen, die dies kommen sehen, werden es Ihnen nicht erzählen!

Ein zwangsweises, ohne Volksentscheid und ohne parlamentarischen Rückhalt eingeführtes Finanzinstrument, dessen Aufgabe es war, alle europäischen Teilnehmerstaaten „gleichzuhobeln“ und einen Teil von ihnen in eine Schuldenfalle zu locken. Das konnte schon im Ansatz keinerlei Erfolg haben, es sei denn, nur durch „mafiösen“ Einsatz.

Schließlich gab die Corona-Krise 2019 / 20 den Währungen und Finanzsystemen in der ganzen Welt den Todesstoß. Das scheint so geplant zu sein, um den vielzitierten „Great Reset" zu starten. Es geht dabei um eine „Neue Weltordnung". Weitere Kommentare zu diesem Thema möchte ich Ihnen an dieser Stelle ersparen. Aber eine sorgfältige Internetrecherche bringt Sie sehr schnell auf den Punkt.

Nicht, dass sich diese Krise von selber (wie eine gewöhnliche Grippewelle) hätte heilen können. Nein, hier wird mit System an der geplanten Vernichtung eines Teils der Weltbevölkerung gearbeitet. Ein Betrug folgt dem nächsten, ebenso wie die in rascher Folge gesendeten Hiobsbotschaften neuer Be- und Einschränkungen, die NUR das eine Ziel verfolgen, die Menschen zu verängstigen und die Wirtschaft zu zerstören.

Mittlerweile gibt es Tausende von Nachweisen, dass hier mit „gezinkten Karten" gespielt wird. Die Regierungen fast aller Länder haben durch rechtswidrige Beschränkungen die Menschen in ihren Ländern deren verfassungsmäßiger Rechte beraubt.

Dahinter steckt System, ein abgekartetes Spiel. Wie uns namhafte, seriöse Professoren und hoch geschätzte Mediziner glaubhaft mitteilen, kann jeder Mensch mit einem einigermaßen gut funktionierenden Immunsystem diesem Virus Paroli bieten.

Durch die Manipulation der „Volksvertreter" und der Pharma-Industrie werden die Menschen derart verunsichert und in Angst versetzt, dass ihre Immunsysteme zusammenbrechen und dem Virus das Feld überlassen.

Was bedeuten meine Ausführungen jetzt für Sie?

Sie könnten mich als „Corona-Leugner beschimpfen". Dann hätten Sie nicht richtig gelesen: Ich leugne Corona NICHT! Ich fühle mich betrogen, was die Qualität der Gegenmaßnahmen und eingesetzten Impfstoffe-betrifft.
Sie könnten auch sagen: „Alles Verschwörungstheorien!"
OK, Punkt 1 = Unglaube

Oder aber: *„Selbst, wenn ich das alles (im Moment noch) nicht übersehen kann, fühle oder empfinde ich die Möglichkeit einer aufziehenden, schweren Krise. Ich bin aber bereit, mich weiter zu informieren."*

(Erster Schritt der Vorsorge) Da sich nun die Corona-„Pandemie" auf die Weltwährungskrise aufpfropft, ergibt sich ein bisher noch nie gesehener Synergieeffekt, der einem Schneeball gleich, alles mitreißt.

Sollten Sie sich davon überzeugt haben, dass da etwas ziemlich Schlimmes „im Busch" ist, folgt umgehend Stufe 3, die

Entschlossenheit

Ich empfehle Ihnen: spätestens an diesem Punkt bereits in sich hineinzuspüren und zu fragen: „Was macht das jetzt mit mir?"
Es hätte wenig Zweck, gleich ans Werk zu gehen und zwischen Besorgtheit, Hilflosigkeit, vielleicht auch Wut, so „verarscht" zu werden, zu pendeln. Dabei kann nichts Gutes entstehen.
Bitte behalten Sie in Erinnerung:

„Bevor der Kopf ins Spiel kommt, muss die Psyche in der Heilung sein!"

Meine Empfehlung lautet, eine kurze Liste Ihrer gestressten Gefühle anzufertigen, sich die Listenpunkte in Ruhe anzuschauen und während Sie das tun, Ihren Schlüsselbeinpunkt kontinuierlich zu klopfen. Wenn Sie das bei jedem Listenpunkt machen, werden Sie eine stete Beruhigung des gesamten emotionalen Systems wahrnehmen und sind nun in der Lage, auch sachlich zu überlegen.
Wie könnte nun solch eine Liste aussehen?

Mein Vorschlag: listen Sie zuerst den Status Quo auf. Was besitzen Sie und was schulden Sie?

Besitz

- Vermögen
- Immobilien
- Warenbestände
- Ansprüche aus Renten / Pensionen
- ?

Verpflichtungen

- Schulden
- Hypotheken
- ?

TIPP

Sie sollten realistischerweise nach erfolgtem Crash mit einer Währungsreform und einem Lastenausgleich rechnen.

Selbst bei einem künftigen Währungsschnitt von etwa 1:10 (wie 1948) wäre das Deutsche Geldvermögen nicht ausreichend, um die Gesamtschulden Deutschlands (ca.10 Billionen €) zu bezahlen. Außerdem käme höchstwahrscheinlich noch ein Bankencrash dazu und würde damit noch große Teile des Geldvermögens vernichten. Darüber hinaus gäbe es Vermögens-Blasen, die einen weiteren Preisverfall (bei Immobilien 70-80%) mit sich brächten.

Das wäre dann der Zeitpunkt für einen Lastenausgleich. Dieser lag 1952 bei 50%. Diesen Schnitt auf den geplanten Ausgleich anzuwenden ist jedoch nicht realistisch, da damals die Löhne viel niedriger waren.

Aus meinen Literaturrecherchen weiß ich, dass viele Finanzberater von einer relativ kurzen Zeitspanne ausgehen, bis sich die Wirtschaft wieder erholt haben könnte. Andere (dazu gehöre ich auch) gehen von einem „Final Crash" aus, denn die Krise ist dieses Mal weltweit und es steckt eindeutig ein außerpolitischer Wille dahinter.
Das könnte bedeuten, dass niemand ein wirkliches Interesse an einer Erholung einer Wirtschaft hat, so wie wir diese kennen. Schauen Sie sich bitte einmal die bereits erwähnte Agenda 2025 oder Agenda 2030 an. Sie finden das bei Google. Hier können Sie alles bereits jetzt lesen, was uns erwartet. Aber bitte seien Sie kritisch! Legen Sie jedes Wort auf die Goldwaage.

Drehen und wenden Sie es in alle möglichen Interpretationsmöglichkeiten! Es ist alles eine Frage der Interpretation. Ich persönlich wage zu behaupten, dass es sich hier NICHT um einen aus Menschenliebe veröffentlichten Plan handelt. Später wird man Ihnen sagen:

„Wir haben Euch nichts verheimlicht! Es war alles bereits veröffentlicht, aber niemand hat es gelesen.“

Buchtipp:

Dr. Joachim Sonntag, 2025, Das Endspiel, 3.Ausgabe, ISBN 9 738 751 936 330

Nach dieser Lektüre müssen Sie wahrscheinlich schon ganz viel Taktisches Atmen anwenden, um das Gelesene gelassen hinzunehmen. Ich fühle bereits Ihre Frage: ***„Was kann ich tun?“***

Das Perfide ist, dass Ihnen bereits viele Handlungsmöglichkeiten aus der Hand genommen wurden. Mit anderen Worten: „Sie sind ziemlich spät dran!“

Alle von mir zuvor behandelten Behauptungen haben sich bereits als wahr erwiesen. Ich habe keinerlei Interesse, Sie in irgendeiner Weise einzuschüchtern. Das tut schon unsere Regierung zu Genüge.
Mein Interesse liegt ausschließlich darin, Sie vorzubereiten und Ihnen realistische Auswege anzubieten. Ich werde Sie nicht mit Ihrer Familie „in den Wald schicken und dort Überlebensübungen“ durchführen lassen.

Eine bereits in der Antike angewandte Übung zum Auffinden kleinster Himmelsobjekte am Firmament, ist die Technik, einen Punkt knapp NEBEN dem gesuchten Objekt anzuvisieren.

Mithilfe dieser Technik des „schärfsten Sehens“ ist es möglich, auch das anscheinend „nicht Sichtbare“ aufzuspüren. Wenn Sie nun diese Beobachtungsmöglichkeit sinnbildlich auf Ihre Realität übertragen, werden Sie Ihre Fähigkeiten, die Dinge zu erkennen, auf ein ungeahntes Maß erweitern können. Sie werden erstaunt sein, welche „Erkenntnisse“ sich Ihnen offenbaren.

Was zum Beispiel den Währungsverfall betrifft, tendiere ich zu folgendem Vorgehen:

Falls Sie ein Konto oder mehrere bei Banken in Deutschland unterhalten, lassen Sie nur so viel Geld auf den Konten, wie Sie zur Erledigung Ihrer Bankgeschäfte brauchen. Ich rechne mit der baldigen Maßnahme, dass das Bargeld abgeschafft wird (in Schweden schon real). Im Übrigen bedenken Sie, dass, wenn Sie ein Bankkonto unterhalten, Sie damit als Gläubiger der Bank mit Ihrer Einlage zur Deckung mit herangezogen werden können. Fragen Sie nicht die Bankangestellten, die werden lügen. Fragen Sie seriöse Finanzberater und vor allem: lesen Sie die Geschäftsbedingungen der Banken! Bitte merken Sie sich die Zahl €100.000.

Sollten Sie mehr als diesen Betrag auf einem Ihrer Konten je Bank parken, sind Sie von Enteignung bedroht.

Achtung Falle!

Prüfen Sie in diesem Zusammenhang auch, wie hoch im Durchschnitt der letzten 12 Monate, die geparkte Liquidität aus Ihrem Wertpapierdepot bei Ihrer Bank ist. Diese müssen Sie zu der Gesamtsumme Ihrer Einlagen bei diesem Institut nämlich addieren. Diese beiden Werte zusammen dürfen 100.000 € nicht überschreiten!

Haben Sie mehrere Konten bei einer Bankengruppe, so gelten die 100.000 Euro für die Summe aller Ihrer Einzelguthaben. Das heißt: Sind Sie Kunde bei der Deutschen Bank mit einem Guthaben von 100.000 Euro oder mehr und haben auch noch Geld bei der Postbank und sogar noch ein Guthaben bei maxblue oder DSL-Bank, dann gelten am Ende die 100.000 Euro für alle Institute gemeinsam. Denn dies sind alles Niederlassungen der Deutsche Bank AG, und es ist vollkommen egal, ob es sich dabei um ein Girokonto, ein Spar-Tagesgeld- oder Termingeldkonto handelt. Und es geht noch weiter: Eheleute und Mitglieder einer Personengesellschaft oder Sozietät, einer Vereinigung oder eines ähnlichen Zusammenschlusses gelten als ein gemeinsamer Einleger.

Wenn Sie Einzelunternehmer sind und Ihr Geschäftskonto sowie Privatkonto bei ein und derselben Bank unterhalten, dann gilt:
In den Informationsbögen der Banken heißt es wörtlich:

„Einlagen auf einem Konto, über das zwei oder mehrere Personen als Mitglieder einer Personengesellschaft oder Sozietät, einer Vereinigung oder eines ähnlichen Zusammenschlusses ohne Rechtspersönlichkeit verfü-

gen können, werden bei der Berechnung der Obergrenze von 100.000 EUR allerdings zusammengefasst und als Einlage eines einzigen Einlegers behandelt."

Tipp:

Vergewissern Sie sich, bei welchen Instituten Sie Konten, Sparverträge, Depots oder sonstige Guthaben besitzen. Schichten Sie Guthaben im Zweifelsfall um. Räumen Sie Ihre Spar- und Anlagekonten und kündigen Sie umgehend Ihre KAPITAL-Lebensversicherung. (Behalten Sie nur die Risikoversicherung / Unfallversicherung!)

Jegliche Anlage -/ Fond etc.-Vertrag / Papier sind nicht mehr das Papier wert, auf dem sie gedruckt sind.

Wie bereits in Griechenland, Zypern, Argentinien, Venezuela vorgeführt, ist es sehr wahrscheinlich zum Zeitpunkt des Crashs keinen Zugang mehr zu Ihrem Konto zu haben. Weder am Automaten, noch am Bankschalter.

Aus diesem Grund empfehle ich Ihnen, wenn möglich mindestens zwei Monatsgehälter in kleiner Notenstückelung zu Hause sicher aufzubewahren. Darüber hinaus gibt es gute Gründe, Ihr Geld von Ihrem Konto abzuheben: Es ist höchstwahrscheinlich, dass Strafzinsen auf Kontoguthaben signifikant ansteigen. Falls Ihre Bank in Schieflage gerät, haften Sie mit Ihrer Einlage. Mit Geld, das sich nicht mehr auf Ihrem Konto befindet, können Sie aber nicht haften.

Zum späteren Nachweis, dass Ihr Bargeld von Ihrem Konto stammt, sollten Sie jedoch alle Kontoauszüge aufbewahren.

So kann man Ihnen nicht unterstellen, dass es sich um Schwarzgeld handele.

Falls dann später Bargeld verboten werden sollte, zahlen Sie es einfach auf Ihr Konto wieder ein, falls Sie es nicht schlauerweise bereits in Silbermünzen etc. eingetauscht haben.

Darüber hinaus ist es höchst fahrlässig, jetzt noch, außer persönlichen Papieren, irgendwelche Wertgegenstände in einem Schließfach aufzubewahren.

Frage:

Was mache ich dann mit meinem freien Bargeld?

In einem Lastenausgleichsverfahren werden Sie zur Deklaration Ihres gesamten Vermögens aufgefordert. Ich glaube nicht, dass es klug wäre, dem nicht wahrheitsgemäß nachzukommen. Es gibt aber auch hier sicherlich gestalterische Möglichkeiten.

Da dieser finanzielle Crash in mehreren Etappen abläuft, bietet es sich an, für jeden dieser einzelnen Zeiträume speziell aufgestellt zu sein.

Ein erstes Warnzeichen, dass wir auf eine ernstzunehmende Phase hinarbeiten, ist eine Situation, die man Deflation nennt. Die Menschen geben kein Geld mehr aus, in der Hoffnung, alles morgen noch preiswerter erstehen zu können. Durch dieses Kaufverhalten wird der Markt gewürgt. Eine gesunde Wirtschaft kann so nicht existieren.
Nochmals: Sie sollten pro Familienmitglied mindestens 2 Monatsgehälter Bargeld (in kleinen Scheinen) vorhalten,

denn wahrscheinlich werden Plastikgeld und Kreditkarten dann bereits nicht mehr akzeptiert. Es zählt nur noch Bares. An Silber wird man sich in dieser Zeit wahrscheinlich noch nicht gewöhnt haben.

Den Rat, immer eine gewisse Menge Bargeld im Hause zu haben, sollten Sie auch im Hinblick auf den Zusammenbruch der elektrischen und elektronischen Netze beherzigen. Argentinier, Griechen und Zyprioten haben bereits Erfahrung, wie es sich anfühlt, vergeblich zu versuchen, eine winzige Menge Bargeld aus dem Bankautomaten zu holen, um eine Woche mit umgerechnet 30 Euro zu überleben. Achtung: Die Phase der Deflation schlägt sehr rasch um in eine Inflation und die Preise wachsen in den Himmel. Damit wird dann Ihr Bargeld wertlos. Es gilt, hier sehr wachsam zu sein, um diesen Zeitpunkt nicht zu verpassen. Nutzen Sie die Zeit der Deflation, dringend benötigte Sachwerte in einer Krise preiswert zu erwerben. Die Regierungen drucken immer mehr Geld, dem aber weiterhin keinerlei Wert als Sicherheit unterliegt. Jetzt können Sie mit Geldscheinen Ihren Ofen feuern. Die Läden sind leer!!!

Apropos Geldscheine:

Sollten Sie so voraussehend gewesen sein, Schweizer Banknoten in Ihrem Besitz zu haben, beachten Sie bitte, dass nach jeweiligen Neuauflagen der Geldscheine, die alten Scheine nach einer gewissen Zeit ungültig werden. Sie müssten diese dann bei der (Bank) eintauschen. Nach einer gewissen Frist geht dies jedoch nur noch bei der Schweizer Landesbank.

Bedenken Sie bitte auch die Möglichkeit, dass nach einer Währungsreform an Nichtschweizer ausgegebene Banknoten eventuell nicht oder nur während derer Präsenz in der Schweiz umgetauscht werden. Es könnte jedoch ein Einreiseverbot geben und Sie blieben auf Ihren alten (dann wertlosen) Scheinen sitzen! Momentan ist so ein Zeitpunkt, in dem eine bestimmte Serie von 50-Franken-Noten eingetauscht werden muss.

Sie sollten darauf vorbereitet sein, dass man bei größeren Geldmengen von Ihnen einen Nachweis verlangt, dass Sie der rechtmäßige Eigentümer sind.

Wie sieht es denn mit Ihrem Bankschließfach aus?

Viele Menschen glauben immer noch, dass ein Bankschließfach eine solide Aufbewahrungsmöglichkeit für ihre Wertsachen darstelle. Doch bitte beachten Sie Folgendes: Das klassische Bankgeheimnis, wie wir es aus früheren Zeiten kennen, gibt es heute nicht mehr. Das gilt in steuerlichen Angelegenheiten auch für ehemalige „Steueroasen". Zahlreiche Banken erheben beispielsweise Daten über jeden Besuch des Schließfachs. Dabei werden die Person, das Datum, die Uhrzeit und die Besuchsdauer festgehalten.

Bitte beachten Sie auch die Meldepflichten der Banken im Todesfall des Inhabers. Die staatliche Meldepflicht ist zudem ein weiterer Baustein hin zum gläsernen Bürger. Deutsche Behörden planen die Einführung einer zentralen Meldestelle für Bankschließfächer. Damit wären dann bestehende Bankschließfächer und Zugangsberechtigungen, also Schließfachvollmachten und entsprechende Personen- und Wohnsitzdaten, auf Knopfdruck elektronisch abrufbar.

Ich möchte Sie daran erinnern, dass nur dann etwas einen tatsächlichen Wert hat, wenn Sie zu jeder Zeit eine physische Zugriffsmöglichkeit haben. Dies gilt sowohl für das Zahlungsversprechen auf einer Banknote, als auch die physische Erreichbarkeit eines Goldbarren!

Nur, das was man anfassen kann, ist dann auch etwas wert!

Sollten Sie in Immobilien investieren?

Dazu befragen Sie besser einen seriösen Berater. Lassen Sie sich aber bitte keine Immobilie zwecks Vermietung aufschwatzen! Mieter werden in diesen Zeiten der Armut KEINE Miete zahlen können und brauchen. Die geltenden Gesetze sanktionieren dies. Wahrscheinlich möchte der Staat einen Bürgerkrieg vermeiden.

Dann bleiben Sie, als Vermieter, alleine belastet.

Bei Eigentumswohnungen gehen Sie bitte davon aus, dass bei Zahlungsunfähigkeit eines Miteigentümers die verbliebenen Eigentümer zur Erledigung aller auflaufenden Kosten herangezogen werden! Ob es besonders klug ist, in dieser Zeit eine selbstgenutzte Immobilie zu erwerben, wage ich ebenfalls zu bezweifeln. Wenn die öffentliche Versorgung nicht mehr richtig funktioniert, kommt das sicherlich auch Ihrem Haus / Wohnung nicht zugute.
Ich verfolge mit Interesse die Aktivitäten der Investoren, zum Beispiel auf Mallorca. Alles nur vom Feinsten. Einbauküchen

zum Preis eines Einfamilienhauses. Wenn ICH jetzt Staat wäre, wüsste ich sehr genau, wo ich die Steuerschraube ansetzen würde ...

Ihnen droht dann die Unbill des Lastenausgleichs und der damit verbundenen Zwangshypotheken. Eine mögliche Ausnahme wäre jedoch der Kauf eines naturnahen Grundstücks (Waldrandlage mit Holzrecht und mit Bachanschluss und Wasserrecht) und genug Land drumherum, um autark leben zu können. Da kommen Sie als 4-köpfige Familie mit ca.1ha = 10.000m^2 schon ziemlich gut zurecht. Denn das muss ja auch alles bearbeitet werden. Wenn das in Ihren Liquiditätsplan passt, haben Sie einen Volltreffer gelandet. Vielleicht können Sie ja ein bereits genutztes Objekt übernehmen. Das erspart viel Mühe!

Eine Investition in Agrarland wäre darüber hinaus eine sehr vernünftige Lösung. Beachten Sie aber, dass ab einer bestimmten Größe dieses Objekt verstaatlicht werden könnte.

Was hält Sie davon ab, eine neue Existenz aufzubauen und autark zu werden?

Obst- und Weinanbau könnten sehr lukrative Investitionsmöglichkeiten bieten. Sie sollten aber auf Diversifizierung achten und nicht „alle Eier in einen Korb legen“. Hier ist es interessant, verschiedene Möglichkeiten mit einem kompetenten Berater durchzuspielen. Entweder Kauf oder Pacht. Was spräche dagegen, einige Menschen mit Fachwissen aus Ihrer neuen Umgebung als Mitarbeiter anzustellen und somit Existenzen zu fördern? Wenn so etwas ethisch und sozial einwandfrei angelegt ist, würde es mit hoher Wahrscheinlichkeit zu einer Win-Win-Situation in einer Zeit des Mangels führen. Gleichzeitig schaffen Sie sich einen gewissen Schutz, denn diese Menschen werden Ihnen helfen, das Neugeschaffene zu verteidigen. So etwas funktioniert nur in einer ländlichen Gegend. Eine Großstadt bietet keinerlei Schutz gegen marodierende Banden etc.

Früher oder später werden Sie sich auch Gedanken über eine autarke Stromversorgung (Windkraft / Bachwasser etc.) machen müssen. Denken Sie bitte daran, Vorkehrungen zu treffen. Diese sollten auch gegen EMP und andere Überspannungen geschützt werden, indem Sie Ersatzteile separat geschützt einlagern. Bei Solar-Lösungen sollten Sie unbedingt einen Überspannungsschutz gegen EMP etc. und einen effektiven Schutz gegen Demontage (Diebstahl) einplanen. Sie könnten darüber hinaus wichtige elektronische Module separat einlagern. Sollten die Dinge sich wirklich so entwickeln, dass ein Wohnsitz in der Stadt zu gefährlich werden würde, wäre dies eine bedenkenswerte Lösung.

Finanzierung

Früher rechnete man folgendermaßen:

Grundstück = 20%   Gebäude = 80%

Diese Rechnung stimmt nicht mehr.

Die heutige Relation heißt:

Grundstück = 80% und Gebäude 20%

Diese Investition wäre eine seriöse Anlage für einen Neubeginn.

Grund und Boden haben (nicht nur) in Deutschland einen unglaublichen Wertzuwachs erreicht. Sollten Sie eventuell Probleme mit einer vollkommen freien Finanzierung haben, so wäre es legitim, hier ausnahmsweise eine günstige Hypothek einzusetzen, denn allfällige Hypotheken und andere Schulden könnten bei einem späteren Lastenausgleich höchstwahrscheinlich gegengerechnet werden.

Was ist mit Aktien?

Bankberater und Börsengurus werden nicht müde, Gewinnmöglichkeiten von Aktien, Fonds und ETF anzupreisen.
Bitte bleiben Sie stark! Natürlich kann man reich werden mit solchen Produkten, vielleicht sogar unermesslich.

Nur das, was man in seinen eigenen Händen hält, hat Wert!

Bedenken Sie bitte, dass Aktienkurse bei steigender Inflation fallen!
Unternehmensgewinne fallen meist mit steigenden Inflationsraten, denn damit steigen tendenziell die Zinsen. Das bedeutet, dass mit der hohen Verschuldung der Unternehmen auch deren Zinsdienste steigen. Viele Unternehmen haben mit (billig) geliehenem Geld ihre eigenen Aktien zurückgekauft und damit die Kurse nach oben gedrückt. Die Zinsen dafür stellen nun eine enorme Belastung dar. Das Pendel zeigt nun in die Richtung nach unten.

Edelmetalle sind in einer Krise langfristig das Mittel der Wahl

Kaufen Sie Silbermünzen!

Mit Gold und Silber hätten Sie in den vergangenen Jahren den Strafzinsen und höheren Bankgebühren die kalte Schulter gezeigt. Seit Anfang 2017 ist der Preis für Gold von unter 1050 $ je Unze auf über 2060 $ bis August 2020 gestiegen. Beide Edelmetalle haben dabei von den weltweit realen Negativzinsen profitiert. Auch in Zukunft wird mit weiter steigenden Notierungen gerechnet.
Wenn man diese Dinge als Krisenschutz ernst nimmt, ist einzig und allein die Tatsache relevant, ob Sie diese besitzen oder nicht. Der jeweilige Tageswert ist absolut zweitrangig.
Als Anlage betrachtet, sieht die Sache ganz anders aus. Wie gesagt, das ist nicht mein Modell.
Mein persönlicher Umgang mit Edelmetallen ist etwas anders angelegt:

Es tut sich ja immer die Frage auf, was mit dem Geld aus liquidiertem „Papiervermögen" geschehen soll. Wie weiter oben bereits beschrieben, ist es ein kluger Schachzug, , dieses Kapital in Edelmetalle umzuwandeln. Dies sollte aber relativ zeitnah geschehen!
Die Wertsteigerung von Silber nach dem Crash wird derart groß sein, dass Sie daraus später mühelos auf dieses Grundstück ein Haus bauen können, falls Sie es nicht schon aus zuvor liquidiertem Vermögen getan haben.

Bitte vergessen Sie nicht, dass viele „Zwischenhändler" an

Ihrem Vermögen interessiert sind. Egal, ob Sie gewinnen oder verlieren, es sind IMMER die Bank, oder die Broker etc. als „Teilhaber" involviert.

Bitte bedenken Sie, was aus dem oben beschriebenen Konstrukt noch an anderen Möglichkeiten entstehen könnte ... Wer weit vorausschaut, wird vielleicht einen Weg entdecken, die Herkunft der Finanzmittel zu „ gestalten", indem er für die Kauf- und Baukosten einen Kredit aufnimmt, der im Inneren verdeckt durch das Edelmetall abgesichert ist.

Historie

Diese hier beschriebenen Geschehnisse sind kein Wunschdenken, sondern die Realität aus dem letzten Deutschen Finanzcrash:

1929 wurde in Berlin für 705 Silbermünzen (je 1 Oz) ein kompletter Straßenzug erworben. 1 Oz Silbermünzen kosten heute (Ende 2022) unter 30 €!

Der Kauf von Silbermünzen ist unbeschränkt möglich. Das wird es wohl auch bleiben, da Silber ein Industriemetall ist. Der Verwaltungsaufwand ist viel zu hoch, um es zu beschränken. Diese Werte werden jedoch sicherlich im Vermögensverzeichnis abgefragt werden!

Das gilt aber NUR für Dinge, die NICHT vergraben sind ...

Ich empfehle Ihnen den Kauf von Edelmetallen bei einem seriösen Händler. Ja, die gibt es auch im Internet! Sie kaufen dort bei weitem günstiger als in manchen Ladengschäften.

Einige Händler unterhalten neben dem Onlinehandel auch

Ladengeschäfte. Händler wie z.B. Heubach verfügt über modernste Prüfgeräte und bezieht die Münzen direkt und versiegelt von der Landesbank. Wenn Sie im sogenannten Tafelgeschäft, also vor Ort, Münzen etc. erwerben möchten, dürfen Sie dort maximal für 2000 EUR kaufen, ohne Ihren Namen preiszugeben. Ansonsten wird Ihr Kauf registriert. Werden Sie per Post (Werttransport) beliefert, reicht dieser Umstand als Deklaration aus. Aber auch bei dieser Hürde gibt es Möglichkeiten, Schlupflöcher zu nutzen. Darüber berät Sie sicherlich Ihr Edelmetallhändler. Erkundigen Sie sich doch einmal bei den Filialen der Reisebanken an Flughäfen und großen Bahnhöfen! Hier hat das Gesetz eine Lücke gelassen ...

(Einen Nachweis von seriösen Internet-Edelmetall-Händlern finden Sie im Internet unter ***www.gold.de***)
Die wohl qualitativ beste Empfehlung für einen Silbermünz-Kauf sind Kanadische Maple Leaf eine Oz (1 Unze und ½ Unze).

Bewahren Sie unbedingt die Kaufquittung auf, falls Sie die Münzen in der Vermögensfeststellung deklarieren möchten.

Kaufen Sie Edelmetalle niemals als sogenannte „Sonderangebote“. Die wird es nicht geben! Fälschungen sind sehr schwer erkennbar. Daher ist es wichtig, einen Händler (wie z.B. Heubach) mit modernsten Messgeräten, als Geschäftspartner zu wählen. Außerdem hat Heubach sehr faire An- und Verkaufskonditionen.

Einen Kauf bei Banken und Sparkassen sollten Sie gar nicht erst in Erwägung ziehen. Die Ankaufskonditionen sind unattraktiv und es gibt dort keine Gewähr für Fälschungssicherheit. Ideal ist eine Verpackung von 500 Münzen in einer original versiegelten Silberminen-Box von der ungefähren Größe eines Schuhkartons. (zurzeit (2022) um die 15.000 EUR).

Das Gewicht beträgt 16 kg. Der Vorteil, eine versiegelte „Masterbox" zu erwerben, besteht darin, dass bei einem eventuellen Rückverkauf nicht mehr lange auf Echtheit überprüft werden muss.

Ist Silber kaufen sinnvoll?

Argumente für den Silberkauf

- Sehr hohe Nachfrage durch Industrie und Schmuckbranche aufgrund einzigartiger Eigenschaften
- Experten sehen hohes Wertsteigerungspotential aufgrund der Knappheit und der Anwendungsvielfalt
- Silber wird wie Gold weltweit gehandelt und anerkannt, aktueller Silberkurs für jeden öffentlich einsehbar
- Mobiler Sachwert mit geschichtlicher Funktion als Tausch- und Zahlungsmittel
- Physisches Silber im Besitz ist Unabhängigkeit von Banken, Finanz- und Versicherungsindustrie
- Silberbesitz war in der Geschichte weniger von staatlichen Repressionen betroffen
- Gewinne bei Veräußerung nach einjähriger Haltefrist komplett steuerfrei.
- Anonymes Tafelgeschäft: Bis zu 1.999,99 EUR kann man Silber anonym kaufen (Barzahlung)

Ganz gleich, ob Sie Ihre Wertstücke deklarieren oder nicht, kommen Sie nicht umhin, Ihren „Schatz“ in Ihrer Nähe zu „parken“. Man hat nur das, was man anfassen kann (zu jedem Zeitpunkt) und nicht das, was auf irgendeinem Papier steht. Die physische Aufbewahrung in Ihrem persönlichen Aktionsraum ist die EINZIGE garantierte Möglichkeit, im Krisenfall ungehindert an Ihre Wertsachen heranzukommen. In ein Bankschließfach gehören nur wichtige Papiere, aber niemals Geld & Schmuck! Im Krisenfall ist das Schließfach blockiert. Vorher wurde es vielleicht bereits durch die Behörden geöffnet und der Inhalt dokumentiert. (In den USA ist das bereits Usus).

„Gold ist Geld, alles andere ist Kredit.“

J.P. Morgan, Bankier

Ich rate jedoch dringend davon ab, überwiegend Gold zu erwerben.

(in jeglicher Form, außer Schmuck,
oder mit Einschränkungen historischen Stücke (>100 Jahre)

Darüber hinaus gelten eventuell nur diese Ausnahmen:

Gold ist jedoch eine hervorragende „Fluchtwährung“. Falls Sie planen, sich in einem „sicheren“ Land niederzulassen und neu zu beginnen, ließen sich mit ein paar Kilo Gold, in Barren und kleiner Stückelung, in Ihrem Umzugsgut mitgeführt, ganz andere Projekte erfüllen, als mit demselben Gewicht in Silber.

Es ist nicht unwahrscheinlich, dass es ein Goldbesitz und darüber hinaus ein Handelsverbot geben könnte. Somit würde aus einem BarGELD-Verbot ein BarGOLD-Verbot Dies wäre die einfachste Möglichkeit für die Regierung, den Privatanleger und den Handel von dem Gold auszuschließen, welches genau in jenem Moment in ungeahnte Höhe schießen würde. Sie säßen dann hilflos auf Ihrem Ersparten, falls es nicht einen noch böseren Trick gäbe, dass Sie Ihr Gold auch noch behördlich deklarieren müssen, oder wie bereits geschehen, Sie es gegen eine lächerliche Quittung abliefern müssten.

Ich persönlich glaube, dass Sie unbedingt damit rechnen sollten, dass sich Regierungen, unter dem enormen Druck des riesigen Schuldenberges, noch ganz andere Tricks einfallen lassen, um an das Geld (Gold) ihrer Bürger zu gelangen. Hiermit könnte dann ein großes Loch in der Finanzierungslücke der Staatsschulden gestopft, bzw. weitere Schulden auf Ihre Kosten aufgenommen werden. Es ist nicht so unrealistisch, wie es sich anhört. Ich möchte, dass Sie das wissen und in Ihre Überlegungen einfließen lassen. Natürlich ist es reizvoll, ein paar kleine Röhrchen Gold mit je 10 Münzen im Gepäck zu haben, oder zu Hause zu verstecken. Es kommt immer darauf an, wie gut Sie dann noch schlafen können.

Übrigens wussten Sie, dass Hunde kein Edelmetall schnüffeln können und Metalldetektoren nichts finden, das tiefer als 1,5 Meter vergraben ist? Als vor Jahren bei den Sicherheitsüberprüfungen an den Flughäfen die Passagiere nur mittels Metalldetektoren abgetastet wurden, konnten diese keine Edelmetalle aufspüren. Das war erst durch die heutigen bildgebenden Geräte möglich. Dort erscheinen die jeweiligen Stücke als massiv schwarze Abbildungen.

Dies soll jedoch keine Anstiftung zum Edelmetallschmuggel

darstellen, sondern ausschließlich Ihrer Allgemeinbildung dienen!

Ein eventuell weiteres Argument für eine Investition in Gold könnte darin bestehen, dass Sie kein physisches Gold kaufen, sondern Aktien von Goldminen.
Dies ist jedoch ein halbherziger Tipp meinerseits, der meiner Maxime widerspricht, dass nur das, was man in der Hand halten kann, einen tatsächlichen Wert hat!

Hiermit würden Sie Teileigentümer der jeweiligen Goldmine.

Grund: Kurz nach Beginn der Corona-Krise schlossen fast alle Goldminen (angeblich wegen Corona). Somit stoppte die gesamte Goldförderung in ca. 729 Minen auf der ganzen Welt. Der Verdacht tut sich auf, dass es sich bei diesem Geschehen um eine riesige Manipulation handelte.

Es fällt nicht schwer, sich die Auswirkung auf das gesamte Finanzwesen, zu Zeiten einer wachsenden Inflation, vorstellen zu können.

Die neuen monetären Systeme, die sich nach einer Währungsreform etablieren werden, brauchen unbedingt Gold als Deckungsreserve. Dieses Gold sollte nicht in den Händen der privaten Eigentümer liegen. Daher ist die Vorstellung eines Goldbesitz- und Handelsverbots relativ realistisch. Sie könnten jedoch an dem aufkommenden Boom nach Gold durch Ihren Besitzanteil an Minenaktien eine gute Chance für saftige Gewinne haben. Es reichen schon kleine Beteiligungen aus, um an einer realistischen, enormen Wertsteigerung zu partizipieren. Ich überlasse es jedoch Ihrer Phantasie, was Sie in Zeiten der Inflation mit diesem gewonnenen Geld anfangen.

Ich möchte Sie unter keinen Umständen zum Zocken animieren, daher rate ich Ihnen ausschließlich zu Investitionen aus Eigenkapital und einer verantwortungsvollen Verlustbegrenzung. Dieses Buch ist kein Anlagenberater, Sie finden hier keine Risiko behaftete Finanzkonstrukte oder Krypto-Anlagen etc.

Da gibt es aber noch etwas zu beachten:

Momentan ist der Bevölkerung der Umgang mit Edelmetallen als Gebrauchswährung noch recht fremd. Sie sollten sich aber bereits jetzt schon in Ihrer Bekanntschaft umhören, wer Erfahrungen gesammelt hat, wie und wo. (Natürlich ohne preiszugeben, dass Sie selber diese Münzen etc. besitzen). Das bringt uns natürlich wieder an den Punkt ein wenig Stress-Release zu betreiben und taktisches Atmen zu praktizieren.

Wenn Sie hier EFT einsetzen möchten: Das Gefühl, die Emotion, welche Sie beim Lesen dieses Textes jetzt verspüren, sind das Ziel der Bearbeitung. Benennen Sie diese laut, während Sie jeweils einen neuen Punkt klopfen. Bitte nutzen Sie unbedingt Ihre Vorstellungskraft!

Buchtipp:

https://onlineshop.goldreporter.de/gold-vergraben-aber-richtig-ebook/

Mit was Sie sich jedoch anfreunden sollten, ist die hohe Wahrscheinlichkeit, mindestens 50% Ihres Vermögens einbüßen zu müssen, wenn Sie jetzt nichts regeln.

Ich habe Ihnen ja bereits in einem vorherigen Kapitel die Möglichkeit eines Engagements im Agrarsektor aufgezeigt. Wenn dies keine Lösung für Sie darstellt, oder Sie zu alt sind, stellt sich die Frage: „Was hält Sie davon ab, Ihre Immobilie zu veräußern und in ein attraktives Mietobjekt zu ziehen?“ So würde Ihre Lastenausgleichsabgabe signifikant geringer ausfallen. Ihre im Gegenzug erworbenen Edelmetalle lassin sich bestimmt sicherer unterbringen. Außerdem haben Sie eine gute Chance, einen großen Teil der Krise mietfrei zu wohnen, da Mieten auf Kosten der Immobilienbesitzer wohl gesetzlich ausgesetzt werden. Falls sich später dann einmal wider Erwarten die Lage mit realistischen Immobilienbewertungen beruhigt, können Sie ja dieses Objekt immer noch käuflich erwerben.

Der jetzige Besitzer wird es Ihnen mit Kusshand überlassen.

Renten / Pensionen etc. sind als Themen noch mit einem Fragezeichen behaftet.

Wie Renten und Pensionen im Falle einer Krise behandelt werden, steht noch nicht fest. Es ist aber unwahrscheinlich, dass man sich an den Werten der Nachkriegs-Währungsreform orientieren kann, da die heutigen Einkommensverhältnisse nicht mit den damaligen vergleichbar sind.

Die EU will ein Vermögensregister – inklusive Immobilien, Kunstwerken, Kryptowährungen und Gold

Das Vermögensregister soll anschließend in eine „künftige

politische Initiative einfließen“ heißt es im Ausschreibungstext. Damit werden, perspektivisch gesehen, Informationen über das Vermögen aller EU-Bürger in einer gigantischen Datensammlung zusammengeführt.“

Quelle:

https://www.epochtimes.de/politik/ausland/die-eu-will-ein-vermoegensregister-inklusive-immobilien-kunstwerken-kryptowaehrungen-und-gold-a3579881.html

Die beste Investition:

Investieren Sie ab sofort in Ihre Gesundheit und die Ihrer Lieben!

Ich denke da beispielsweise an Zahnsanierungen, notwendige kosmetische oder andere Sanierungen. Dies ist der letztmögliche Zeitpunkt, wurzelbehandelte Zähne zu entfernen und Amalgam verträglich auszuleiten. Das gilt für alles, was Sie wahrscheinlich nach dem Crash nicht so ohne weiteres bekommen können.

Im Übrigen ist spätestens jetzt der Zeitpunkt gekommen, sich über die zukünftige Lebensführung Gedanken zu machen und die daraus folgende Entscheidung zum Wegweiser einer Vorratsplanung zu machen. Wenn man davon ausgeht, dass in einer Krise wie dieser das Nahrungsangebot relativ limitiert ist, ist es doch nur logisch, dieses Defizit durch ausreichende Nahrungsergänzung auszugleichen. Ich denke hierbei an ein komplettes Vitamin- und Mineralangebot.

Es würde den Rahmen dieser Publikation sprengen, hier ins Detail zu gehen, doch werden Sie im Anhang einen kleinen Wegweiser finden.

Tun Sie alles zur Vermeidung späterer medizinischer Probleme. Wer weiß, ob Sie noch in der Lage sein werden, einen Spezialisten aufzusuchen und (zu honorieren).

Es ist auch ratsam, sich zumindest gegen Hepatitis A & B impfen zu lassen. Ich betrachte die Hygienesituation der Zukunft mit großer Skepsis.

Bitte denken Sie daran, alles in Ihrer Macht Stehende zu tun, Ihr Immunsystem stark zu halten. Tun Sie jetzt alles Erdenkliche, um Vorräte zu schaffen und Vorkehrungen zu treffen, diese krisengerecht aufzubewahren und zu schützen! Bedenken Sie ebenfalls bei der Anlage dieser Vorräte, sich ein Lager von Dingen anzulegen, die auch für andere Menschen wertvoll, notwendig und wichtig sein könnten. Diese Dinge werden als Tauschware enorm begehrenswert sein. Hier soll es jedoch zuerst einmal um die Entscheidung gehen, in diese Richtung zu denken. Seien Sie versichert, es ist eine gut angelegte Investition, die sich auch im Hinblick auf den jetzt besprochenen Tauschhandel rechnet.

Mehr über Tauschhandel:

Vielleicht bilden Sie jetzt ein Team von verlässlichen Menschen in Ihrem Umkreis, die vielleicht nicht wirtschaftlich so leistungsfähig sind wie Sie, dafür aber etwas können, dass sie gemeinsam durch die Krise bringt. Sicherheit ist nie die Sicherheit einer Einzelperson, sondern immer die Zusammenarbeit mit verlässlichen Partnern und vertrauenswürdigen Familienmitgliedern. Ich erwähne dies an dieser Stelle, da dieser Umstand eine gewisse Investitionsbereitschaft voraussetzt. Geiz und Gier sind tödliche Fallen! Jetzt ist der Zeitpunkt günstig, sich eine neue Art des Denkens und des Handelns anzugewöhnen.

Lösen Sie unbedingt Schulden ab, die Sie später verfolgen werden und Ihren Lebensstandard enorm drücken.

Wie ich bereits an anderer Stelle erwähnte, können Sie natürlich im Außen Schulden machen, welche Sie aus eventuell nicht deklarierten „internen Beständen" absichern.

Damit würden Sie eventuell Ihr Vermögensverzeichnis „entlasten". Wenn Sie ein wenig vorausschauen und jetzt noch die Dinge nach Ihren Vorstellungen regeln, wird sich das später, gerade in Bezug auf den geplanten Lastenausgleich, recht gut auszahlen. Wichtig ist nur, sich nicht von verlockenden Anlagemöglichkeiten verführen zu lassen. Es zählt nur das, was Sie JEDERZEIT in der Hand halten können!

Die Gier wird VERLIEREN!

Eine weitere Investition ist Bildung bzw. Ausbildung und Weiterbildung für sich und Ihre Familienmitglieder. Was sich heute bereits auszahlt ist, sich bereits für die Bedürfnisse der überlebenden Gesellschaft nach den Krisen zu wappnen. Dann werden Spezialisten gefragt, die sich mit alten Techniken auskennen. Pragmatische Menschen, die bereit und fähig sind, kreativ zu schaffen. Viele Menschen haben hier eine Hemmschwelle, sich in das zukünftige Geschehen einfühlen

zu können. Wenn es irgendetwas geben sollte, dass Sie emotional daran hindert, solche Gedanken weiter zu verfolgen, haben Sie jederzeit mit EFT eine Technik bei der Hand, diese Hemmschwellen zu überwinden.
Verzweiflungstaten werden immer von Menschen begangen, die keinen Ausweg mehr sehen. Wie ich zu Beginn dieses Ratgebers bereits ausführte, ist dies eine Reaktion auf Stress, der das logische Zentrum unseres Gehirns lähmt.

Sie haben mit der Klopftechnik einen Schlüssel zur Entlastung von dieser Lähmung erhalten. Doch bedenken Sie bitte, dass solche Werkzeuge nicht von alleine arbeiten.

Sie sind es, die sie in Gang setzen. Und das geschieht mit der Regelmäßigkeit der Übung und der Normalität des Gebrauchs. Das ist der Grund, warum ich dies laufend wiederholend erwähne.
Wenn Sie hier EFT einsetzen möchten: Das Gefühl, die Emotion, welche Sie beim Lesen dieses Textes jetzt verspüren, sind das Ziel der Bearbeitung. Benennen Sie diese laut, während Sie jeweils einen neuen Punkt klopfen. Bitte nutzen Sie unbedingt Ihre Vorstellungskraft!

Buchtipps:

Michael Grandt, Vorsicht Enteignung!
Kopp-Verlag, ISBN 978-3-86445-787-6

Volker Nied, Vorbereitung auf den finalen Crash
Kopp-Verlag, ISBN 978-3-86445-772-2

Was versteht man unter Tauschhandel?

Investieren Sie JETZT in Ihre Vorsorge. Was Sie selber eventuell nicht brauchen (Zigaretten, Alkohol, etc., Medikamente und Zubehör) werden später gesuchte Artikel sein. In jeder vorherigen Krise waren Luxusartikel dieser Art gefragte Tauschobjekte und haben das Überleben ihrer Besitzer gesichert. Denken Sie auch bitte daran, dass unter Umständen die Strom- und Wasserversorgung nicht mehr funktioniert!

Dazu gehört auch, sich mit Dingen zu bevorraten, die nicht dem eigenen Verbrauch dienen. Die Älteren von Ihnen werden sich noch an den Tauschhandel nach dem letzten Krieg erinnern. Das Wirtschaftswunder und der zertrümmerte Staat wurden auf der Basis eines florierenden Tauschhandels gegründet.

Natürlich ist es nicht möglich, alle Aspekte für Ihre persönliche Situation hier aufzuführen und zu beraten. Das ist auch gar nicht beabsichtigt. Ich möchte Ihnen quasi einen Leitfaden anbieten, mit dem Sie dann weitere Hilfe von einem qualifizierten Berater bekommen können. Somit haben Sie bereits eine Hilfsleine, an der Sie sich entlanghangeln können. Es ist wichtig für Sie, die richtigen Fragen stellen zu können.

Tauschhandel ist eine der Fähigkeiten, die oft von den Neulingen vergessen werden, die sich sehr sicher sind, dass die Dinge bald wieder „normal" werden. In einer Post-Katastrophen-Gesellschaft wird Geld jedoch wertlos sein und ein geordnetes Finanzsystem wird es wahrscheinlich in dieser Konstellation nicht mehr geben.

Gold wird enorm mehr wert sein, aber ich habe weiter oben bereits erwähnt, dass „normale“ Menschen wahrscheinlich keinen Zugang mehr zu einem legalen Handel mit diesem Metall haben werden.

Vereinfacht ausgedrückt bedeutet Tauschen, dass eine Ware oder Leistung gegen eine andere Ware oder Leistung eingewechselt wird.

Der eine bietet etwas an, was der andere benötigt und bereit ist, diesen Besitzwechsel zu kompensieren.

Was wird also nach dem Kollaps wirklich wertvoll sein? Nahrung, Wasser, Antibiotika, Toilettenpapier, überhaupt medizinische Artikel werden „mit Gold aufgewogen“. So, wie die meisten der Dinge, die wir im Moment als selbstverständlich ansehen.
Sie zu horten ist eine Sache, aber zu wissen, wie man sie zum eigenen Vorteil tauscht, ist etwas ganz anderes.

Als ich „Sie wollen“ und „Sie brauchen“ sagte, tat ich das mit Absicht. Im Idealfall wollen Sie, dass der andere mehr zum Tausch motiviert ist, als Sie selbst, denn das gibt Ihnen ein Druckmittel bei der Verhandlung.

Es geht nun darum, was und wieviel den Tauschenden der zu tauschende Gegenstand oder die Leistung wert ist und inwieweit er benötigt wird. Aus diesen Verhandlungspositionen ergibt sich der Preis.

TIPP

Verkaufen Sie wertvolle Sammlungen, solange, wie Sie noch

etwas dafür bekommen. Wenn Sie darauf spekulieren, diese später als Tauschware einzusetzen, dann haben Sie sich gehörig „VERspekuliert".

Das Geld, das Sie hoffentlich jetzt noch dafür erhalten, sollten Sie umgehend (zum Beispiel in Silbermünzen) anlegen.

Natürlich spricht nichts dagegen, einen sehr gut geschliffenen Einkaräter-Brillant, River Blue, lupenrein, in Ihr Mantelfutter zu nähen. Davon werden Sie und Ihre Familie zwar NICHT satt und trotzdem hat dies schon hunderten verzweifelter Menschen die Möglichkeit gegeben, in irgendein gelobtes Land fliehen und dort ein neues Leben beginnen zu können.

Wenn Transport- und Geschäftssysteme ausfallen, werden die Läden komplett leer sein. Das wird die Verzweiflung und Hilflosigkeit der Menschen vervielfachen. Diesen Umstand machen sich gewiefte Spezialisten zunutze, durch überhöhte Forderungen und Betrug die verzweifelte Situation unbedarfter, hilfloser und naiver Menschen zu verschärfen.

Warum ist das interessant für Sie?

Alleine das Wissen darum und eine vorhergegangene Vorsorge mit möglichen Tauschgütern könnte Ihnen eine sichere Position im neuen „Finanzsystem" sichern. Wenn es Ihnen darüber hinaus noch gelingt, dies in ethischer Art und Weise zu tun, können Sie davon ausgehen, dass das Universum einen schönen Platz für Sie reserviert!

Wenn Sie sich nicht vorstellen können, mit fremden Menschen in einer Krisensituation um den Wert einer dringend benötigten Ware zu feilschen, haben Sie mit Sicherheit Stress. Stellen Sie sich diese Situation jetzt bitte in Ihrem Unterbewusstsein vor klopfen Sie auf die Ihnen bekannten Meridianpunkte. Nach wenigen Minuten werden Sie spüren, wie sich Türen öffnen und der Stress sich abbaut. Bitte schauen Sie sich regelmäßig meine Internetseite ***www.eft-info.com*** an und üben Sie verschiedene Belastungssituationen, eventuell sogar vor dem Spiegel. Je öfter Sie dies tun, umso routinierter werden Sie in Zukunft mit solchen Stressmomenten fertig.

Vielleicht macht es die Sache einfacher, wenn Ihr erster „Tauschkontakt" gar kein Gegenstand ist, sondern eine Dienstleistung ist. Das ist auch der Grund, warum ich Ihnen im Kapitel über Medizin vorschlug, etwas in Ihre Notfall-Apotheke zu investieren. Seien Sie offen für die Dinge, die da draußen auf Sie warten.

Je besser Sie sich in diesem System bewegen, umso sicherer wird die Lebensposition Ihrer Familie und Ihnen werden.

Das bedeutet, dass Sie ausreichende Mengen an interessanten Gütern zum Tausch vorhalten sollten. Damit lassen sich dann hoffentlich die Fehler reparieren, die Sie bei der Anlage Ihrer Vorräte übersehen haben.

Grundsätzlich können Sie mit jedem alles tauschen. Das wissend, gibt Ihnen einen ungeahnten Vorteil in diesem Geschäft.Sehen Sie es wie ein Pokerspiel. Vielleicht bereiten Sie sich schon einmal mit einer solchen Technik vor.

Um beim Tauschen von Waren und Dienstleistungen erfolgreich zu sein, muss man den Wert von Dingen sehr gut erkennen können. Dieser Wert ist relativ und wird von einer

Vielzahl von Faktoren beeinflusst:

- Angebot
- Nachfrage
- wie verzweifelt der andere ist
- wie verzweifelt SIE sind

In den Nachwirkungen einer Krisen- oder Katastrophensituation wird der Wert von Dingen viel mehr variieren. Sie sollten an der Spitze des Spiels sein und herausfinden, was Angebot und Nachfrage sind, wie verzweifelt die Menschen sind. Dabei spielt auch eine Rolle, welche Erfahrungen Sie bereits in diesem Metier gemacht haben.

Wenn Sie hier EFT einsetzen möchten: Das Gefühl, die Emotion, welche Sie beim Lesen dieses Textes jetzt verspüren, sind das Ziel der Bearbeitung. Benennen Sie diese laut, während Sie jeweils einen neuen Punkt klopfen. Bitte nutzen Sie unbedingt Ihre Vorstellungskraft!

Corona-Krise

Was böte sich mehr an, als nach dem finanziellen Crash das Geschehen um Corona und seine Variationen zu behandeln?

Ich möchte Sie jedoch nicht mit weiteren „Informationen und Bewertungen“ zu diesem Thema belasten.

Nein, ich bin KEIN Corona-Leugner!

Ich stehe einer Informationspolitik skeptisch gegenüber, die jeglicher wissenschaftlicher Grundlage entbehrt. In der wissenschaftlich fundierten Medizin hat NUR das Bestand, was

Evidenz basiert ist. Dies ist leider bei der zurzeit angewandten Informationspraxis NICHT der Fall. Hier wird wider besseren Wissens manipuliert, zum Nachteil und Schaden des Volkes!

Es ist vollkommen ausreichend, sich eine eigene Meinung zu bilden, die sich jedoch höchstwahrscheinlich signifikant vom Informationsfluss der Mainstream Medien unterscheidet. Es ist definitiv nicht alles schlecht, was im Internet verbreitet wird und zurzeit auch die einzige Möglichkeit eine wirklich seriöse Behandlung des Themas von ebenso serösen Medizinern zu bekommen, denen man jedoch das kritische Gehör in den Massenmedien verweigert. Mittlerweile wird es zur Glückssache, eine seriöse Berichterstattung zu finden.

Ich möchte mich an dieser Stelle viel mehr mit möglichen Schutz- und Heilmaßnahmen beschäftigen.

Seit sich die Menschheit in beengten, sozialen Beziehungen und unter schlechten, hygienischen Bedingungen bewegt, ist sie immer wieder mit Krankheitserregern konfrontiert worden. Dasselbe gilt für die Zucht- und Massentierhaltung. So konnten Bakterien und Viren immer wieder die jeweiligen Wirte tauschen. Aus Tierseuchen wurden Menschenseuchen, die sich dann mit steigender Bevölkerungsdichte und sinkender Hygiene in epidemischen und pandemischen Ausmaßen verbreiteten.

Nun gibt es aber das Immunsystem (besser gesagt, unsere beiden Systeme), deren höchste Priorität es ist, den Körper zu schützen und für eine erfolgreiche Selbstheilung vorzubereiten.

Um diese unglaubliche Schutzleistung zu vollbringen, müssen einige Voraussetzungen gegeben sein:

Es besteht eine starke Abhängigkeit des Immunsystems vom

emotionalen Zustand des Trägers. Wenn es starke und lang andauernde Stressoren gibt, kommt es automatisch zu einem Abfall der Immunleistung, da die im Stress ausgelösten hormonellen Prozesse bestimmte Schutzfaktoren vernichten, bzw. stark einschränken.
Wenn Sie sich mit diesem Gedanken anfreunden können, haben Sie bereits einen wichtigen Schritt in Richtung Gesunderhaltung getan.

Dies soll jetzt kein medizinischer Vortrag werden, sondern ich möchte Ihnen in knapper Form aufzeigen, was geschehen muss, um schwach und ungeschützt einer bakteriellen oder viralen Last ausgeliefert zu sein.

Grundsätzlich ist ein starkes Immunsystem in einem gesunden Körper in der Lage mit JEDEM Eindringling fertig zu werden! Das müssen Sie nicht glauben, aber es hilft, wenn Sie dies so akzeptieren können und es keinen zusätzlichen Stress aufbaut.

Wobei wir beim ersten Schlüssel zum Thema „schwaches Immunsystem“ angelangt sind: STRESS

Unter eingeatmeten oder geschluckten Stoffen sowie Stress verstehe ich alle möglichen aggressiven Auslöser innerhalb und außerhalb eines Körpers. Zu den inneren gehören zum Beispiel Ängste jeglicher Art. Zu den äußeren zählen Invasoren, die über die Sinnesorgane und Körperöffnungen, sowie aggressive Gase oder unverträgliche und schadstoffbelastete „Nahrungsmittel“ eindringen.

Die Liste möglicher Stressoren vergrößert sich täglich, da die Menschheit sich mit mentalen Prozessen und physischen Giftstoffen überhäuft. Die Zerstörungskraft dieser Dinge ist für ein Immunsystem, das von der Evolution nicht ausreichend dafür vorbereitet wurde, unvorstellbar hoch, und somit öffnen krankmachende Invasoren Tor und Tür auf dem Wege zur Zerstörung der Gesundheit. Aber selbst mit unbekannten Stressoren wird ein leistungsfähiges Immunsystem fertig. Es liegt einzig und alleine am Träger dieses Systems.

Ich lade Sie ein, gemeinsam mit mir dem Druck zu folgen, der seit „Entdeckung" des Corona-Virus von den (Un)-Verantwortlichen in Medizin und Politik aufgebaut wurde. Unglaublich, wie viele Koryphäen aufgeboten wurden, um die „imminente Gefahr der Pandemie", die über die Republik hereinbrechen wird, vorherzusagen. Es nahm kein Ende und wurde bald wöchentlich schlimmer. Begleitet von absolut kriminellen, grundgesetzwidrigen Eingriffen in die Souveränität der Bürger, entstand eine Stressblase ungekannten Ausmaßes. Hat sich in den vergangenen Jahren überhaupt jemand um eine „normale" Grippewelle mit tausenden Toten dermaßen gekümmert? Was war mit Vogelgrippe etc., die zur Vernichtung von Millionen nutz- und wirkungsloser Impfdosen führte.

Ich führe diese Themen nur an, um das Stressvolumen zu beschreiben, dem die Immunsysteme der Menschen ausgesetzt waren und noch sind. Diese geschwächten Immunsysteme sind nicht mehr in der Lage, mit viralen oder ähnlichen Belastungen fertig zu werden. Es scheint auch das Sinnen und Trachten der Regierenden zu sein, diesen Stresslevel zu erhöhen. Es ist jedenfalls die Garantie für ein geplantes „Durchregieren".

Auch hier macht sich immer mehr die Gewissheit breit, dass es sich bei der Art und Weise, wie diese Krise behandelt wird, um eine außerpolitisch gesteuerte und finanzierte Aktion handelt.

Kein Wunder, dass es meist die älteren Generationen trifft, die gleichzeitig die am schlechtesten versorgt sind und mit ihren Vorbelastungen, wie Alzheimer, Rheuma und Arteriosklerosen, und Mikronährstoffen minderversorgt, dem relativ wenig entgegenzusetzen haben.

Im Grunde sollte man jetzt eine Stressliste anfertigen und somit dann eine relativ genaue Erkrankungswahrscheinlichkeit demonstrieren. Wenn man nun diesen Risikopersonen eine Antistresstherapie anböte und gleichzeitig der Gesamtbevölkerung die Gelegenheit gäbe, sich anständig zu ernähren, wäre das Thema schnell vom Tisch! Inzwischen haben die meisten ja auch gelernt, minimale Hygienemaßnahmen zu treffen.

Wie man sich so etwas vorstellen kann, biete ich mit meinem Newsletter an:

https://official-eft.de/deutscher-newsletter/juli-2020.html

Und hier nochmals das Axiom:

„Ohne Stress keine (Bakterien- oder Virus-) Erkrankung“

Bitte vergessen Sie nicht, dass es auch eine emotionale Hygiene gibt. In dem oben angebotenen Newsletter habe ich auch dafür ein Angebot.

Anstatt Rentnern ihre hart erarbeiteten Renten zu kürzen, befürworte ich, dass ungesunde Ernährung, so wie alles, was unsere Gesundheit belastet oder schädigt, mit einer Sondersteuer belegt wird.

Das ist wirkungsvoller als Verbote und saniert den Haushalt schneller. Es ist vielleicht auch undemokratisch, aber weniger invasiv, garantiert nicht schädlich und hat keine NEGATIVEN Nebenwirkungen.
Damit könnte der Lastenausgleich locker gestemmt werden!

Kann ich Sie dafür gewinnen, einige Runden „Taktisches Atmen" anzuwenden?

Wenn Sie hier EFT einsetzen möchten: Das Gefühl, die Emotion, welche Sie beim Lesen dieses Textes jetzt verspüren, sind das Ziel der Bearbeitung. Benennen Sie diese laut, während Sie jeweils einen neuen Punkt klopfen. Bitte nutzen Sie unbedingt Ihre Vorstellungskraft!

Abschließend möchte ich Sie noch mit einem grundlegenden Problem einer Krise konfrontieren.

Was passiert mental und emotional mit einem Menschen, der mit Angst konfrontiert wird. Wer hat ein Interesse daran, die gesamte Bevölkerung zu ängstigen? Wie reagieren Sie, wenn es um Entscheidungsfindung geht? Sind Sie ein klardenkender, entschlossener Problemlöser? Oder lassen Sie sich bei Ihren Entscheidungen von Angst leiten? Erlauben Sie der Angst, die Oberhand zu gewinnen und Ihren persönlichen Entscheidungsprozess zu übernehmen?

Tatsächlich gibt es einen spezifischen Mechanismus, der deutlich macht, wie Angst unsere Fähigkeit, gute Entscheidungen zu treffen, beeinträchtigt. Der Entscheidungsprozess ist ein kognitiver Prozess, und wenn Sie mit einer Reihe von

Optionen konfrontiert werden, wägt Ihr Gehirn die Risiken und Belohnungen sowie die Konsequenzen ab.

Es gibt Hinweise darauf, dass der kognitive Aspekt des Entscheidungsprozesses voraussetzt, dass die Neuronen des präfrontalen Cortex richtig funktionieren. Ihr präfrontaler Kortex ist evolutionär gesehen die jüngste Region des Gehirns und befindet sich in den Frontallappen, also der Stirnregion des Schädels. Er spielt eine entscheidende Rolle, wenn es um exekutive Funktionen geht und kümmert sich um die langfristige Planung, die Berechnung von Risiken, Belohnungen und Konsequenzen, das Lösen von Problemen, das Verstehen von Regeln, die Regulierung von Emotionen und natürlich die Entscheidungsfindung.

Angst unterbricht diesen Prozess

Wie kann man also vernünftige Entscheidungen treffen, wenn man von Furcht oder Angst ergriffen ist?

Forscher der University Pittsburgh wollten erforschen, wie sich Angst und Furcht auf den präfrontalen Kortex während der Entscheidungsfindung auswirken. Um herauszufinden, welche Neuronen dabei im Spiel sind, konzentrierten sie sich auf zwei Gruppen von Ratten während einer Entscheidungsaufgabe. Die Ratten mussten eine logische Wahl treffen, um eine Belohnung zu erhalten. Die Motivation für diese Forschung war, dass Angst eine Begleiterscheinung psychiatrischer Störungen ist und oft eines der am stärksten lähmenden Symptome darstellt.

Dazu installierte man das folgende Versuchsmodell

Eine Gruppe von Ratten war angstbesetzt und, die andere Gruppe nicht. Beide hatten die gleiche Aufgabe, eine Entscheidung zu treffen, die zu einer Belohnung führte. Aufgrund dieser Studie wurden die Ergebnisse, sowohl mit Affen als auch mit Menschen validiert.

Angst unterdrückt die spontane Neuronenaktivität des präfrontalen Kortex und schwächt unsere Entscheidungsfähigkeit.

Die Forscher machten zwei wichtige Beobachtungen, als sie die Aktivität der Ratten beobachteten. Die erste war, dass das Vorhandensein von Angst zu einer schlechten Entscheidungsfindung führt, insbesondere wenn Faktoren wie Ablenkungen oder Konflikte vorhanden sind. Die zweite Beobachtung war, dass schlechte Entscheidungen in einem Zustand von Stress mit dem Abschalten bestimmter Neuronen des präfrontalen Kortex zusammenhingen.

Angst wirkt sich negativ auf die Neuronen Aktivität aus, die Ihre Fähigkeit unterstützt, gute Entscheidungen zu treffen.

Die Forscher machten zwei wichtige Beobachtungen, als sie die Aktivität der Ratten beobachteten. Die erste Beobachtung war, dass das Vorhandensein von Angst zu einer schlechten Entscheidungs-findung führt, insbesondere wenn Faktoren wie Ablenkungen oder Konflikte vorhanden sind. Die zweite Beobachtung war, dass schlechte Entscheidungen in einem-Zustand von Stress mit dem Abschalten bestimmter Neuronen des präfrontalen Kortex zusammenhingen.

Angst wirkt sich negativ auf die Neuronen Aktivität aus, die Ihre Fähigkeit unterstützt, gute Entscheidungen zu treffen.

Was bedeutet das für Sie? Wenn Sie jemand sind, der unter Ängsten leidet und oft Angst verspürt, sobald er vor einer Entscheidung steht, haben Sie eine Menge Arbeit vor sich. Es ist die Angst vor den Konsequenzen.

„Was passiert, wenn ich mich für die falsche Lösung entscheide?"

Wenn Sie das Gefühl haben, dass Ihr Leben außer Kontrolle gerät oder Sie überwältigt sind, ist es umso wichtiger, dass Sie lernen, mit Ihrer Angst umzugehen. Bei einer Konfrontation mit Angst werden Sie mit hoher Wahrscheinlichkeit diese Angst verstärken, wenn Sie nicht gelernt haben, mit dieser Situation umzugehen. Die Chance ist hoch, dass Sie schlechte Entscheidungen treffen, was dann wiederrum zu weiteren schlechten Entscheidungen führt.

Auch wenn es sich anfangs nicht so anfühlt, es liegt in Ihrer Hand, gute Entscheidungen zu treffen. Sie haben die Macht, negative Verhaltensmuster zu unterbrechen, indem Sie Ihre Entscheidungsfähigkeit verbessern. Ja, das ist leichter gesagt als getan, aber alles beginnt mit der Angstbewältigung.

Wie Sie wahrscheinlich bemerkt haben, verweise ich an verschiedenen Stellen des Buches immer wieder auf die Stress-Release-Technik EFT. In meiner persönlichen Arbeit als Coach und Trainer nutze ich EFT seit etwa 20 Jahren und habe einigen tausend Menschen damit ein Mittel an die Hand geben können, mit dem sie sich zu jeder Zeit, und an jedem Ort, mit körpereigenen Werkzeugen behelfen können.

Man kann EFT sowohl in der Hand des ausgebildeten Therapeuten anwenden als auch darüber hinaus dem Laien als Selbsthilfeinstrument anbieten. Es funktioniert! Ich erwähnte schon mehrfach, dass die erfolgreichsten Wege durch Krisen diejenigen sind, die man von mindestens zwei Richtungen aus angeht.

Meiner Erfahrung nach ist es jedoch unerlässlich, die richtige Reihenfolge der eingesetzten „Werkzeuge" einzuhalten. In der Evolution wurde der Mensch mit einem Reptiliengehirn (Stammhirn) zur Bewältigung überlebenswichtiger Abläufe ausgestattet. Daher sollte der erste Schritt der Krisenbewältigung immer darin bestehen, emotional eine Grundlage zu schaffen, durch die eventuell darauffolgende intellektuelle Interventionen optimiert werden können.

Sie erinnern sich: der Verstand ist so lange blockiert, bis die Überschwemmung mit Stresshormonen unter Kontrolle ist.

Daher ist der Einsatz einer Atemtechnik, wie ich sie zuvor beschrieben habe mit gleichzeitigem Klopfen so erfolgreich.

Sie sind es, der diesen Erfolg durch die regelmäßige Anwendung erlangt!

Wenn Sie hier EFT einsetzen möchten: Das Gefühl, die Emotion, welche Sie beim Lesen dieses Textes jetzt verspüren, sind das Ziel der Bearbeitung. Benennen Sie diese laut, während Sie jeweils einen neuen Punkt klopfen. Bitte nutzen Sie unbedingt Ihre Vorstellungskraft!

„Der Strom ist weg“

Diesen Ausruf werden Sie sicherlich schön öfters in Ihrem Leben gehört haben, aber waren Sie auch einmal selbst in einer Situation, wo es für längere Zeit komplett dunkel war und nichts mehr ging? Wussten Sie, dass in Deutschland pro Tag das Netz zwischen 350 und 480-Mal ausfällt. OK, das sind meist lokale Ereignisse, die auch schnell behoben sind. Aber dabei sind auch Ausfälle kompletter Regionen. Wenn in harten Wintern die Leitungsmasten unter dem Gewicht der Eislast zusammenbrechen, oder im Sommer sich die Kabel durch die Hitze derart auslängen, dass sie mit Bäumen in Kontakt kommen. Bis dann die Reparaturtrupps alles wieder gerichtet haben, können schon einige Tage ohne Strom vergehen und daran erinnern, wie abhängig wir von dieser Energieform sind.

Industrienationen wie wir sie in Europa und den USA kennen, sind durch Stromausfälle enorm verletzbar. Im Gegenzug sind in diesen Nationen die Investitionen in eine Ausfallsicherheit und die Qualität der Hardware, also Masten, Kabel, Umspanner, Blitzschutz etc. und die Hindernisfreiheit der Stromtrassen, äußerst gering.

Diese Defizite sind bekannt. Aber die verantwortlichen Manager haben mehr den Stromverkauf im Blick, als die Ausfallsicherheit des Systems. Es ist ein Spiel mit dem Schicksal der Verbraucher. Wenn dann noch politische Kräfte mit unverantwortlichen Entscheidungen das System sabotieren, indem „Alternativer Strom“ favorisiert wird und keine „Fall Back Systeme“ eventuelle Minderversorgung oder technische Probleme ausgleichen können. Was ist denn, wenn nicht ausreichend Wind weht und die Sonne den Chemtrail verhangenen Himmel nicht durchdringen kann? Dann sind wir vollkommen auf unsere Nachbarn angewiesen, deren Weitblick wohl ausreichend war, um ein redundantes Energiesystem zu installieren. Da wir dann automatisch deren Netze überlasten, setzt sich sehr schnell das Desaster fort, bis große Teile Europas bzw. der USA wegen dieser Überlastung „in die Knie gehen" und es für einige Zeit dunkel wird.

Möglicherweise kommen aber in wahrscheinlich nicht allzu naher Zeit ganz andere elektromagnetische Ereignisse mit einer Macht auf uns zu, wie wir sie uns nicht vorstellen können. Das erste Mal wurde davon 1859 aus dem amerikanischen Midwesten berichtet. Der Sonnensturm von 1859 ist bekannt als das Carrington-Ereignis. Ein großer koronaler Magnetsturm bewegte sich in 17,6 Stunden auf die Erde zu. Normalerweise braucht das Licht von der Sonne drei bis vier Tage. In der Zeit vom 28. August bis zum 2. September 1859 wurden überall auf der Welt Polarlichter gesehen, unter anderem in Queensland (Australien), in der Karibik und in den Rocky Mountains.

Der Versicherungsschaden würde für die Weltwirtschaft etwa von 2,6 Billionen Dollar verursachen, und es würde etwa bis zu einem Jahrzehnt dauern, den Schaden zu beheben.

Dieses Problem konnte früher noch nicht erkannt werden, da es noch keine Überlandleitungen gab. Als der magnetische Sonnensturm über Amerika hereinbrach, leiteten die Überlandkabel des kurz zuvor erfundenen Telegrafensystems die magnetische Stoßwelle ungefiltert über das Land. In jeder der angeschlossenen Stationen verbrannten daraufhin die Papierrollen der Telegrafen-Ticker. Dieser Magnetsturm wütete einige Tage, ohne jedoch einen weiteren bemerkenswerten Schaden anrichten zu können, da ja die nutzbare Elektrizität noch nicht entwickelt war und somit nichts zerstört werden konnte.

Was war tatsächlich geschehen? Seit Millionen von Jahren explodieren auf unserer Sonne sogenannte Protuberanzen in gewaltigen Fontänen. Es sind ungeheure Energien, die in den Raum geschickt werden und sich dort irgendwann auflösen.

Normalerweise kann sich unsere Erde gegen eine Strahlung von der Sonne, mittels mehrerer Gürtel im Weltraum, schützen. Im Falle eines elektromagnetischen Pulses (EMP) ist die Energie jedoch so ungeheuer groß, dass der Impuls diese Gürtel einfach eindrückt und ungebremst in die Atmosphäre eindringt, um sich dort mit jedem möglichen elektromagnetischen Leiter zu verbinden. Gleichzeitig folgt eine riesige Menge radioaktiver Strahlung, da durch das Zusammenpressen der Schutzgürtel keine ausreichende Abschirmung mehr gegen diese Raumstrahlung gegeben ist. Wir können das Auftreffen von elektromagnetischer Sonnenstrahlung, sogenanntem Sonnenwind besonders gut an den Polkappen als Polarfeuer beobachten. Dieses Phänomen ist jedoch mangels Stärke der ausgeworfenen Massen ungefährlich.

In der Zeit nach diesem Vorfall mit dem Telegrafenpapier sind noch viele lokale kleinere EMPs auf der Erde beobachtet worden. Diese waren aber in der mittlerweile auf der gut vernetzten Erde als sehr gefährlich erkannt worden. Seit Jahren warnen skandinavische Ingenieure ihre Kollegen in der EU vor diesem EMP-Geschehen, doch anscheinend werden sie nicht gehört. Es werden unzureichende Anstrengungen gemacht, einen Schutz für wichtige Projekte zu erstellen. In den USA ist das ähnlich. Man weiß, wenn nur 5 der etwa 2500 großen Umspannanlagen zerstört werden würden, dass dann das GESAMTE Stromnetz in USA / Kanada innerhalb kürzester Zeit vollkommen zusammenbrechen würde.

Bedenken Sie nun, dass ein Stromausfall in Europa nicht nur eine Stadt, einen Bezirk oder einen Staat betrifft, sondern 70 % bis 100 % des gesamten europäischen Stromverbundnetzes. Die Voraussagen für die Wiederherstellungsdauer der Netztechnik schwanken je nach Land zwischen 8 und 12 Jahren. Viele Systemteile müssen aus dem Ausland herangeschafft werden.

Es würde etwa drei Jahre dauern, diese neuen Geräte zu produzieren. Niemand legt sich mal eben „ein paar Umspannanlagen" auf Lager. Darüber hinaus wären dann die meisten elektrischen und elektronischen Systeme unbrauchbar, soweit sie nicht vorher in Faraday'schen Käfigen geschützt worden wären.
Das Schwierigste würde wahrscheinlich sein, alles wieder neu zu starten und die Systeme hochzufahren. Es gibt dafür zurzeit keine Anleitungen, es ist noch nie geprobt worden!

Dieser Sonnensturm lässt sich noch „toppen"

Im Jahr 1962 experimentierte das amerikanische Militär mit den ersten Möglichkeiten, einen Sonnensturm kontrolliert strategisch einsetzen zu können. Man montierte einen

Gefechtskopf (Starfish Prime) auf eine Thor-Trägerrakete und schickte sie Richtung Hawaii über den Pazifik. Diese detonierte in einer Höhe von 240 NM (ca.620 km) über der Erde in einem Abstand von 680 Meilen (1755 km) südlich Hawaii.

Es konnten nicht viel brauchbare Informationen gesammelt werden, da die Messinstrumente unerwarteterweise stark überlastet waren und zerstört wurden. In Hawaii selbst wurden größer Fehlfunktionen an fast allen elektronischen und elektrischen Anlagen festgestellt. Kommunikation war für längere Zeit nicht möglich. Der erste amerikanische Fernsehsatellit Telstar-One wurde bei seiner mehrfachen Passage des Explosionsortes unreparierbar beschädigt. Dass nicht größere Schäden entstanden, ist der damaligen Unempfindlichkeit der Transistoren und anderer Komponenten zu verdanken.

Die heutigen Komponenten sind mehrtausendfach empfindlicher. Der menschliche Erfindungsgeist hat es sich nicht nehmen lassen, auf der Idee des Sonnensturms gründend, eine militärische Waffe zu konstruieren, welche die Zerstörungskraft nicht nur potenziert, sondern auch lokal begrenzen kann.

Dieses System nennt man HEMP. Was ich Ihnen hier berichte, sind keinen Hollywood-Stories, es sind realistische Szenarien.

Man schickt einen Flugkörper, der mit einer Wasserstoffbombe bestückt ist, zwischen 40 bis 350 km-Höhe in den Weltraum, oberhalb eines definierten Platzes auf der Erde und lässt ihn dort detonieren. Es entsteht eine Wasserstoffexplosion und hoch aggressive Gammastrahlung wird freigesetzt.

So wären zum Beispiel etwa vier dieser Raketen nötig, alle strategischen Ziele in den USA von Ost nach West elektromagnetisch lahm zu legen.

Auf diesem Teil der Erde ginge das Licht dann für eine sehr lange Zeit aus.

Das wäre der Zeitraum, in dem die betroffenen Systeme den Status einer Steinzeitsituation annehmen würde.

Dabei sollte noch erwähnt werden, dass durch die Explosionen Menschen nicht direkt zu Schaden kämen. Es würden nur Dinge zerstört, die elektromagnetisch angreifbar sind. Schäden entstünden nur durch ausgefallene Elektrik und Elektronik. Was diese elektromagnetische Pulswelle bei lebenden Organismen anrichtet, ist momentan noch nicht umfassend erforscht.

Dass es sich hier nicht um Spinnerei handelt, was ich Ihnen hier erzähle, erkennen Sie schon an der Ernsthaftigkeit, mit der das amerikanische Militär seine hochsensiblen Anlagen schützt.

So wurde 2020 das Präsidentenflugzeug Airforce One der USA (ein Boeing747Jumbojet) für eine Milliarde US-Dollar „HEMP-fest" gemacht.

Die Schweizer Behörden berichteten ebenfalls 2020, dass ein Großteil ziviler Anlagen, wie Pumpwerke und andere sensible zivile Großanlagen gegen EMP-Einflüsse geschützt seien.

Mittlerweile wächst das Angebot zur Absicherung technischer Anlagen signifikant. Geben Sie einmal EMP bei Google ein.

Soweit, so gut. Hier geht man von einem Schutz gegen solares

Geschehen aus. Bitte bedenken Sie, dass ein HEMP eine um eine vielfach höhere Zerstörungskraft entwickelt, und man hat mit solchem Geschehen relativ wenig Erfahrung!

Im Moment überlasse ich es Ihnen, sich all die Möglichkeiten der Auswirkungen vorzustellen. Am besten, Sie notieren sich einmal die Dinge, auf die Sie mangels Stroms verzichten müssten. Ich bin überzeugt, dass sich viele wichtige Dinge nicht auf Ihrer Liste befinden.

Ich glaube, es ist wieder an der Zeit, ein paar Runden „Taktisches Atmen" zu üben!

Ich werde mich im Zusammenhang mit diesem Ratgeber nicht lange damit aufhalten, was wie zerstört wurde. Ich halte es für wichtiger, Schutzmaßnahmen, Überlebensstrukturen und Heilungsmöglichkeiten anzubieten. Ein langer, mühsamer Prozess, den wir nach dem Verlust der meisten unserer Finanzunterlagen noch nicht einmal mehr finanzieren können. Im Grunde können wir ja unser jetziges Leben auch schon nicht mehr finanzieren.

Wie sieht es mit der Lebensmittelversorgung aus? Die Kühlabteilungen der Lebensmittelläden werden geschlossen und alle Milch- und Fleischprodukte werden innerhalb weniger Stunden verderben. Die Regale, die normalerweise mit reichlich Lebensmitteln bestückt sind, werden innerhalb weniger Stunden durch Hamsterkäufe geräumt sein.

Wie sollen wir ohne LKW, deren Starter und elektronische Steuerungen nicht mehr funktionieren und die den Ersatzbestand transportieren sollten, oder ohne Pumpen, die diese LKW auftanken, ohne Kräne, die die Schiffe entladen, ohne

Geld, um die Bestellungen zu bezahlen, oder Versorgungseinrichtungen, um die Schiffe für die Hin- und Rückfahrt aufzutanken, mobil bleiben? Der Wegfall naher Warenlager und die Umstellung auf „Just-in-time"-Bestandsführung wird uns teuer zu stehen kommen.

Haben Sie schon einmal darüber nachgedacht, wie abhängig wir von der Internet-Superautobahn oder dem „Cyberspace" mit Ebay und Amazon usw. und deren Lieferketten wie DHL, UPS etc. geworden sind?

Was wird passieren, wenn die Notdienste nicht mehr verfügbar sind? Wer wird sich in einem medizinischen Notfall um Sie oder Ihre Familie kümmern? Auf die Hilfe der Polizei brauchen Sie höchstwahrscheinlich nicht zu warten, weil nicht nur alle Kommunikationswege unterbrochen sind, sondern sich die Beamten um ihre eigene Sicherheit und die ihrer Familien kümmern werden. (Was mir immer noch lieber ist, als auf kritische, friedliche Bürger einzudreschen). Würden Sie jetzt bitte nochmals auf den Titel dieses Buches schauen!

Sie können mich gerne einen Verschwörungstheoretiker, einen „Prepper" oder was auch immer, nennen. Das ist NICHT MEIN Problem.

Ich weiß, was ich zu tun habe, weil ich einen Großteil davon in professionellen Umgebungen und durch langfristige Beschäftigung mit diesen Themen gelernt habe. Während andere noch hilflos durch die Gegend laufen, habe ich vielleicht schon einen Großteil meines Drills abgearbeitet. Ich kann Ihnen NUR Angebote machen und ich kann Ihnen helfen, sich effizient vorzubereiten. Tun müssten Sie es dann aber bitte selbst.

Zu lernen, wie man sich um gesundheitliche Belange kümmert, wird extrem wichtig sein, um Krankheit und Tod zu verhindern.

Bitte bedenken Sie, selbst eine kleine Schnittwunde kann sich zu einer Infektion entwickeln, die wiederum zu Sepsis und Tod führen kann, wenn sie nicht richtig behandelt wird. Ohne unsere moderne sanitäre Infrastruktur oder moderne Medizin werden Cholera und andere Krankheiten, die lange Zeit in Schach gehalten wurden, wieder in dicht besiedelten Zentren wüten. So ist eines der größten medizinischen Probleme, dass bei Überschwemmungen selbst kleine Wunden im durch Abwasser kontaminierten Wasser, die nicht umgehend regelrecht versorgt werden, sehr schnell amputationspflichtig werden.

Na ja, eine Pandemie oder das, was sich dafür hält, haben Sie ja schon ...

Inwieweit wir alle tatsächlich in Richtung Steinzeitalter zurückgeworfen werden, hängt nicht zuletzt vom Grad Ihrer eigenen Vorbereitung ab.

Ich habe mit der Erwähnung dessen, was Sie zu Ihrem Schutz, Ihrer körperlichen und emotionalen Unversehrtheit, also kurz dem Überleben von Ihnen und Ihren Lieben tun können, bis hierher gewartet.

Wie Ihnen bald klar wird, sind die meisten Vorkehrungen sehr unspezifisch. Natürlich werden Sie bei einer Flutkatastrophe andere Prioritäten haben, als in einer Währungskrise.

Wenn Sie sich jedoch einmal die Zeit nehmen und die Konsequenzen dessen, was Sie da erwartet (am besten auf einem

Zettel notiert) anschauen, werden Sie sehr schnell Gemeinsamkeiten entdecken.

Bitte JETZT nochmals „Taktische Atmung & Klopfen"! (Zur Übung) Wenn Sie hier EFT einsetzen möchten: Das Gefühl, die Emotion, welche Sie beim Lesen dieses Textes jetzt verspüren, sind das Ziel der Bearbeitung. Benennen Sie diese laut, während Sie jeweils einen neuen Punkt klopfen.

Bitte nutzen Sie unbedingt Ihre Vorstellungskraft.

EMP und HEMP

Ein EMP hat zugeschlagen, was ist Ihre erste Reaktion?

Eines der großen Herausforderungen im Umgang mit jeder potentiellen Katastrophe sind Wissen und Information. Können Sie sich vorstellen, im 19.Jahrhundert gelebt zu haben, als die einzige Warnung vor einem drohenden Hurrikan die Wolken am Horizont waren? Damals hatten Sie nur wenige Stunden Zeit, bevor der Sturm über Sie hereinbrach. Nicht gerade viel Zeit, um sich vorzubereiten?

Dann gibt es die Katastrophen, die ohne jede Vorwarnung passieren, wie ein Erdbeben. In einem Moment ist alles in Ordnung und im nächsten Moment fürchten Sie um Ihr Leben, während Sie sich fragen, ob und wann die Erde unter Ihnen aufhören wird sich zu schütteln.

Ein EMP ist so etwas, wie eine Katastrophe, bei der es keine Vorwarnung geben würde, es sei denn, es wären politische Drohgebärden, wie wir sie aus Pjöngjang oder Teheran hören.

Wir würden die Rakete, die die Atombombe in die obere Atmosphäre trägt, nicht sehen, und wir würden wahrscheinlich keine Benachrichtigung darüber von unseren Luftraumüberwachern erhalten. Stattdessen würden die Lichter einfach ausgehen, zusammen mit allem anderen.

Oberflächlich betrachtet, würde es zuerst wie jeder andere Stromausfall aussehen. Was tun Sie also?

Überprüfen, ob es ein EMP war.

Das erste, was jeder von uns tun sollte, ist zu überprüfen, ob es sich wirklich um einen EMP handelt und nicht nur um einen normalen Stromausfall.Normalerweise schauen wir alle nach draußen, um zu sehen, ob unsere Nachbarn das gleiche Problem haben wie wir. Danach versuchen wir vielleicht einen Freund oder ein Familienmitglied anzurufen, um zu sehen, ob auch bei ihnen der Strom ausgefallen ist.

Aber im Falle des EMP wird es uns nicht gelingen, eine Verbindung herzustellen. Selbst wenn wir es auf eine andere Art schaffen, sie irgendwie zu erreichen, wird das nicht ausreichen, um eine taktische Entscheidung zu treffen.

Wir können keine Ankündigung des Katastrophenschutzes erwarten, die uns sagt, was los ist. Wir können auch nichts anderes von einer anderen Behörde erwarten. Ich kann mir vorstellen, dass sie alle versuchen werden, die Situation zu überleben, genau wie Sie. Wie können Sie es also herausfinden?

Wie man in 5 Minuten sagen kann, ob es ein Stromausfall oder ein EMP ist und damit einen massiven Vorsprung bekommt:

Der beste Test für einen EMP ist die Überprüfung von Diensten, die gesetzlich verpflichtet sind, eine Notstromversorgung zu haben, um zu sehen, ob sie betriebsbereit sind, wie z. B:

- Radiosender
- Städtische Wasserversorgung (Wasser kann eine Zeit lang vorhanden sein, falls sich Wasser in Türmen befindet)
- Telefondienst (Festnetz)

Wenn diese alle ausgefallen sind, besteht die Wahrscheinlichkeit, dass es sich um einen EMP gehandelt hat, der die Stromgeneratoren und die meisten der elektronischen Geräte zerstört hat. Einige größere Ladenketten und einige der Lebensmittelketten, sowie Hospitäler haben vielleicht auch ihre eigenen Backup-Generatoren für die Stromversorgung. Wenn diese Gebäude also dunkel sind, können wir davon ausgehen, dass ihre Generatoren auch ausgefallen sind. In jedem Fall werden sich die Türen nicht elektrisch öffnen lassen und die Kassen werden auch nicht funktionieren (ach ja, übrigens die Bankautomaten ebenfalls nicht!)

Hoffen Sie darauf, dass es immer die Möglichkeit gibt, dass einige dieser Generatoren noch funktionieren könnten, selbst bei einem EMP.

Manche sind in Stahlgehäusen installiert, die als effektiver Faraday'scher Käfig dienen können, wenn der Generator im Inneren seines Gehäuses die Außenwand nicht berührt.

Sie müssen das Gesamtbild betrachten und darauf basierend eine Bewertung vornehmen.

Okay, Sie entscheiden also, dass es sich wirklich um einen

EMP handelt; was tun Sie dann?

Rufen Sie, soweit möglich, Ihre Familie zusammen!

Sobald Sie wissen, dass es sich wirklich um einen EMP und nicht nur um einen Stromausfall handelt, ist es an der Zeit, den Überlebensplan für Ihre Familie in Kraft zu setzen. Das beginnt damit, dass Sie Ihre Familie zu Hause versammeln. Falls Ihre Fahrzeuge noch funktionieren, sollte das kein großes Problem sein; aber wenn sie kaputt sind, könnten Sie sich gezwungen sehen, den ganzen Weg von der Arbeit nach Hause zu laufen. Die letztere Möglichkeit ist die Wahrscheinlichere.

Ich hoffe, Sie haben Ihre „Für den Nachhauseweg"-Tasche nicht im Kofferraum, (den Sie wahrscheinlich nicht öffnen können, da er ein elektronisches Schloss hat).

Die Chancen sind hoch, dass Sie nicht in der Lage sein werden, Ihre Familie auf irgendeine Weise zu kontaktieren, außer dass Sie physisch dorthin laufen, von wo sie gerade sind.

Gehen Sie jedenfalls davon aus, dass Ihr (modernes) Auto lahmgelegt wurde, indem dessen Elektronik „verbruzzelte".

Wohl dem, der über ein Fahrrad (kein E-Bike!) verfügt!

Ich würde empfehlen, dass ein fester Bestandteil Ihres Plans ist, dass, wenn die Schulen ankündigen, dass ein EMP stattgefunden hat, Ihre Kinder einen Weg finden, den Unterricht zu schwänzen und zurück nach Hause zu gehen.

Es ist zweifelhaft, dass es viele „Vorsorger" geben wird, die zu diesem Zeitpunkt bereits zu einer Hütte im Wald gehen. Nur wenige von uns besitzen so etwas; aber selbst, wenn wir es hätten, wäre es ein Problem, dorthin zu gelangen. Es wird also an der Zeit sein, sich zu Hause für Ihr Überleben zu verschanzen.

Sammeln Sie in letzter Minute Vorräte!

In jedem Szenario, das ich bisher gesehen habe, wird davon ausgegangen, dass die Menschen in die Lebensmittelgeschäfte stürmen und alles mitnehmen, was sie finden können, normalerweise ohne dies zu bezahlen. Die Panik wird dazu führen, dass Plünderungen überhandnehmen, bis hin zu dem Punkt, an dem Lebensmittel zerstört werden, weil sie zertrampelt werden. Es ist nicht ganz ungefährlich, sich in eine solche Situation zu begeben und Sie in Kauf nehmen müssen, dass es dort etwas „ruppig" zugehen kann.

Aber selbst, wenn dieses Szenario eintritt, wird es einige Zeit dauern, bis es richtig losgeht. Die meisten Menschen werden nicht merken, dass der Strom aufgrund eines EMP ausgefallen ist, also werden sie erst nach ein oder zwei Tagen die Geschäfte aufsuchen.

Das gibt Ihnen einen Vorsprung, vor den anderen Menschen in die Läden zu gehen und in letzter Minute noch ein paar Vorräte anzulegen. Zugegeben, Sie haben wahrscheinlich schon einen guten Vorrat zu Hause, aber das, was Sie haben, wird eindeutig nicht für den Rest Ihres Lebens ausreichen. Also könnten Sie genauso gut noch so viel besorgen, wie Sie können ...

Dies ist eine mögliche Herangehensweise, die aber nicht unbedingt jedem gefällt. Diejenigen, die sich bereits „professionell" versorgt haben, werden wohl viel lieber die Zeit nutzen, sich in Ihrer Wohnung / Haus zu verschanzen, als sich von einer „Rinderherde" zu Boden trampeln zu lassen.

Für das erste Szenario planen Sie ein, dass Sie Bargeld für diesen Einkauf benötigen, da das Internet ausgefallen sein wird, was bedeutet, dass Sie Ihre Kredit- oder Debitkarten nicht benutzen können. Auch die Kassen werden nicht funktionieren, also rechnen Sie Ihre Einkäufe vorher bereits zusammen. Auf diese Weise können Sie den Leuten im Laden sagen, wie viel Sie zu zahlen haben.

Selbst wenn man Ihnen nicht glaubt, ist das zumindest ein Ansatzpunkt für Verhandlungen.

Sie sollten sich hier nicht nur auf Lebensmittel beschränken. Einige Tankstellen haben eine Notstromversorgung, genau wie die großen Läden. Auch wenn die Wahrscheinlichkeit groß ist, dass deren Generatoren ebenfalls ausfallen, halten Sie beim Einkaufen die Augen offen. Wenn Sie eine offene Tankstelle sehen, füllen Sie auf jeden Fall die Tanks und Reservekanister auf, (vorausgesetzt Ihr Auto funktioniert).

Umgang mit Tiefkühlkost

Sie haben eine gut gefüllte Gefriertruhe? Der Gefrierschrank hält alles gut 24 Stunden lang gefroren, auch ohne Strom; vielleicht länger, wenn es draußen kalt ist. Sie können diese Zeit verlängern, wenn Sie Laken über die Gefriertruhe legen, aber viel wird das letztendlich auch nicht bringen.

Aber danach wird es anfangen aufzutauen und muss entweder gekocht und gegessen oder dehydriert werden.

Einige gefrorene Lebensmittel können eingemacht werden,

insbesondere Gemüse. Aber es gibt einige Lebensmittel, wie z. B. Eiscreme, die entweder gegessen oder entsorgt werden müssen. Ich bin mir sicher, wenn Sie Ihre Kinder fragen, werden sie Ihnen den feierlichen Rat geben, dass es besser ist, das Eis zu essen, als es verkommen zu lassen.

Machen Sie sich mit dem Gedanken vertraut, eine ganze Weile ohne frisches Fleisch auszukommen.

Vergessen Sie nicht, dass Sie all das Fleisch, dessen Sie habhaft werden können, auf die eine oder andere Weise konservieren müssen. Wahrscheinlich werden Sie eine Kombination aus allen verfügbaren Mitteln verwenden müssen: einmachen, räuchern und dörren, um sicherzustellen, dass nichts davon verschwendet wird.

Seien wir ehrlich: wer kann das heute noch?

Wenn jemand noch Urgroßeltern mit in der Familie hat, der ist vielleicht etwas besser dran. Ihre Familie wird dann also sehr beschäftigt sein, während alle anderen sich mit dem Geschehen auseinandersetzen.

Wenn es an der Zeit ist, das Fleisch zu verwenden, essen Sie zuerst das geräucherte Fleisch. Es wird sich nicht so lange halten wie das andere konservierte Fleisch.

Besorgen Sie so viel Wasser, wie Sie können

Wenn es in Ihrer Gegend Wassertürme gibt, die den Wasserdruck stabilisieren können, würde das Wasser nach einem EMP noch eine Zeit lang fließen, auch wenn die Generatoren nicht laufen. Aber das wird nicht allzu lange sein. Ansonsten war dies für längere Zeit der letzte Tropfen sauberen Wassers. Nun beginnt die Zeit des Aufbereitens von Wasser.

Darum sollten Sie jede Möglichkeit ausnutzen und jeden Wasserbehälter auffüllen, den Sie finden können, um sicherzustellen, dass Sie, Ihre Familie und Ihre Tiere Wasser zur Verfügung haben.

Bedenken Sie bitte, dass eine Regel besagt, ungefähr nur so viel Nahrung zu stapeln, wie man Zugriff auf Wasser hat.

Schutzmaßnahmen ergreifen

Es wird ein paar Tage dauern, bis die Menschen in Panik geraten, und möglicherweise sogar zwei Wochen, bevor jemand versucht, auf der Suche nach Nahrung in Häuser einzubrechen. Vorher werden wohl alle Supermärkte geplündert. Es ist besser, sich langsam darauf einzurichten.

Verbreiten Sie Nachrichten

Sie könnten der Einzige in Ihrer Nachbarschaft oder sogar in Ihrer Stadt sein, der herausfindet, was vor sich geht. Die meisten Menschen haben zwar schon von einem EMP gehört, aber sie verstehen nicht wirklich, was da vor sich geht.

Nicht nur das, sie denken auch nicht an die Realität eines EMP-Schlags, so wie Sie und ich es tun. Wenn es passiert, werden sie es nicht akzeptieren, bis ihnen jemand sagt, was passiert ist.
Dieser Jemand könnten Sie sein.

Beginnen Sie bei Ihren Freunden und Nachbarn, und schlagen Sie ihnen vor, die Dinge zu tun, die Sie tun, Lebensmittel zu kaufen und Behälter mit Wasser zu füllen. Dies sind die Menschen, die höchstwahrscheinlich später an Ihre Tür klopfen werden und um Nahrung betteln. Alles, was Sie ihnen beibringen können, für sich selbst zu tun, verlängert die Zeit, bevor sie anfangen, um Hilfe zu betteln.

In diesem Zusammenhang sollten Sie vielleicht in Erwägung ziehen, Ihre Nachbarschaft als Überlebensteam zu organisieren. Teil meiner Überlebensplanung sind, mehrere hundert Pfund Reis und Bohnen, Nudeln zusätzlich zu dem zu lagern, was ich für den Verbrauch meiner Familie habe.

Das mag zwar nicht viel sein, aber es gibt ihnen etwas zu essen und hält Leib und Seele zusammen. Ich habe auch einen ansehnlichen Vorrat an Saatgut, mit der Idee, dass ich meinen Nachbarn helfen kann, gemeinsam mit mir, Nahrungsmittel anzubauen.

Das sieht vielleicht nach Wohltätigkeit aus, ist aber in Wirklichkeit eher eine Form von aufgeklärtem Eigeninteresse. Wenn ich meinen Nachbarn helfen kann, sich selbst zu helfen, kann ich sie (vielleicht) davon abhalten, bei mir zu betteln oder Essen aus meinem Garten zu stehlen. So werden nicht nur sie besser dran sein, sondern auch ich.

Man mag verschiedener Meinung über dieses Vorgehen sein.

Ich tendiere zu der Idee, bereits in „ruhigen" Zeiten Freunde und (ausgewählte) Nachbarn zu sehr wirkungsvollen Gruppen zusammenzuschließen. Vielleicht kauft man gemeinsam Walkie-Talkies. Diese haben zwar nur eine begrenzte Reichweite von ca. 5 Kilometern. Das ist allemal, besser, als Handys mit zerstörten Chips in toten Funknetzen. Denken Sie aber daran, die Walkie -Talkies sollten bis zum Einsatz gut isoliert und verpackt in ihrer Original-Verpackung in einem kleinen Faraday'schen Käfig lagern. Setzen Sie die Batterien erst später ein!

Ein Paar Walkie-Talkies nutzen Sie jedoch als Demonstration und Übungsgerät. Das kann dann reihum gehen und jede Familie kann üben, mit dem nächsten Nachbarn zu kommunizieren.

Es tut gut in schwierigen Situationen ein Gefühl der Verbindung zu erfahren!

Den wahren Wert dieser Maßnahme erkennen Sie sofort NACH dem EMP, wenn es keine geregelte Kommunikation mehr geben wird (außer Ihrer eigenen).

Wir sollten uns darüber im Klaren sein, dass in einer solch verzweifelten Situation es keinen Gewinner oder Verlierer geben kann. Wahrscheinlich wird es immer Menschen geben, die in ihrer Verzweiflung jegliche Erziehung vergessen werden und nur an das nackte Überleben denken. Hier muss ich Sie dann alleine lassen und hoffen, dass Sie einen sicheren Weg aus dieser Situation finden können.

Eins ist sicher: Je emotional präsenter und weitsichtiger Sie sind, desto sicherer haben Sie alles unter Kontrolle.

Wenn das Universum Sie dies erleben lässt, dann wird es Sie und Ihre Familie auch beschützen und die Lage meistern lassen.

Wenn Sie hier EFT einsetzen möchten: Das Gefühl, die Emotion, welche Sie beim Lesen dieses Textes jetzt verspüren, sind das Ziel der Bearbeitung. Benennen Sie diese laut während Sie jeweils einen neuen Punkt klopfen.

Welche Geräte und Komponenten sind anfällig für einen geomagnetischen EMP-Sturm oder einen nuklearen HEMP-Angriff?

Vereinfacht ausgedrückt, können EMP / HEMP Folgendes beeinträchtigen:

- ***Stromerzeugung***: Kraftwerke, Transformatoren, Generatoren, Solarmodule, Windgeneratoren, Laderegler, Batterien
- ***Kommunikation***: Mobilfunktürme, Mobiltelefone, Antennen, Satelliten, Funkgeräte, Richtfunkanlagen, Computer und Server
- ***Transport***: Nicht alle Autos sind betroffen, aber alle Autos, Baujahr später als Anfang der 1980er Jahre sind anfällig. Tripcomputer, elektronische Zündung, Anlasserspulen, elektronische Kraftstoffeinspritzung, Antiblockiersysteme und Verteiler sind nur eine oberflächliche Aufzählung von Autoelektronik der anfälligen Technologien.
- Unter Umständen könnten Sie noch nicht einmal die Tür, geschweige die elektronische Wegfahrsperre bedienen. Die Metallkarosserie eines Fahrzeugs bietet manchmal ausreichend Abschirmung, aber das ist nicht immer der Fall.

Schützen Sie Ihre Papierdokumente

Unbedingt ist darauf zu achten, dass Sie neben den Originalen auch Kopien von Papierdokumenten aufbewahren sollten. Fertigen Sie physische UND digitale Kopien aller Ihrer finanziellen wichtigen Unterlagen an, wie z. B. die Eigentumsrechte an Ihrem Haus, die Eigentumsrechte an Ihren Autos, Kopien von Lizenzen und Ausweisen und aller anderen Dinge, die Sie für wichtig halten, wie Lebens- und andere Versicherungspolicen, Fotos Ihres Hauses, sowie auch technische Pläne. Dokumente Ihrer Fahrzeuge und anderer persönlicher Gegenstände für Versicherungszwecke, Testamente, Heiratsurkunden, Geburtsurkunden, juristische Dokumente, digitale Kopien von Familienfotos, Daten, Büchern, genealogischen Aufzeichnungen, Ihre Familien-Katastrophen-Planung.

Alles, was bei einem EMP / HEMP oder seinen Folgen verloren gehen könnte und was Sie schätzen, für wertvoll oder wichtig halten.

Papierkopien behalten ihren Nutzen auch ohne Strom, müssen aber besonders gegen äußere Einwirkungen geschützt werden. Thermopapiere werden schnell verbleichen. Elektronische Kopien haben den Vorteil, dass sie extrem leicht und kompakt sind. Jeder 8 GB-Stick wird ausreichend Kapazität haben, die wichtigsten Daten eines Privathaushaltes zu speichern. Sollten Sie irgendwelche Sammlungen haben, nehmen Sie halt einen größeren Stick. Damit können Sie dann auch noch Ihre Lieblingsfilme sichern. Bedenken Sie aber, wie wichtig es ist, diese USB-Sticks gegen elektromagnetische Spannung zu schützen! Mit dem Fortschritt der preiswerten Scantechnologie, der Kopiertechnologie und der Flash-Speicher ist es sinnvoll, ja unerlässlich, von sehr wichtigen Dokumenten sowohl Papier- als auch Digitalkopien zu erstellen.

Der Nutzen einer Bibliothek von physischen Büchern aus Papier in Kombination mit einer großen, EMP / HEMP-geschützten digitalen Bibliothek, wäre nach einem Magnetsturm kaum zu überschätzen.

Eine physische Kopie dieses Buches wäre eine ziemlich gute Idee!

Ich spreche hier nur von Vorsorge im privaten Bereich. Geschäftliche Vorsorge übersteigt die obigen Maßnahmen um ein Vielfaches.

Ich werde später im Logistik-Teil auf die Vorsorgemöglichkeiten eingehen.

Ich lege viel Wert auf kleinere solarbetriebene Ladegeräte, die dann über Umformer 12V-Strom auf 22oV hochtransformieren, womit Sie dann die Laptop-Akkus aufladen.

Nun habe ich noch eine wichtige Information für Sie:
Die NASA hat 2 Satelliten in der Umlaufbahn der Sonne fest stationiert, die kontinuierlich über die elektromagnetische Situation dieses Himmelskörpers informieren. Da diese Energiestöße eine gewisse Zeit brauchen, die Erde zu erreichen, gibt es dann also eine kurze Vorwarnzeit, in der Sie einige der wichtigsten Dinge noch schützen können. Das setzt voraus, dass Sie zumindest die Nachrichten hören. Wenn Sie das aktuelle solare Geschehen interessiert, empfehle ich Ihnen die folgende Internetseite der NASA:

https://soho.nascom.nasa.gov/spaceweather/

Hier können Sie die tägliche elektromagnetische Situation in Bezug zur Erde mitverfolgen.

Das folgende Video dokumentiert sehr gut die Aktivität der Sonne in Bezug zur Erde und anderen Himmelskörpern:

https://soho.nascom.nasa.gov/classroom/nordlys_english.mp4

Faraday'scher Käfig

In den folgenden Absätzen möchte ich explizit auf die Schutzmöglichkeiten eines Faraday'schen Käfigs eingehen, da es sich hier um den Schlüssel zu einem wirksamen Schutz, speziell in der EMP / HEMP-Problematik, handelt.

Ein Faraday'scher Käfig ist ein gegen Strahlung isoliertes Gehäuse aus Metall mit einer elektrisch leitenden Außenschicht. Er kann die Form einer Box, eines Zylinders, einer Kugel oder einer anderen geschlossenen Form haben. Das Gehäuse kann selbst leitfähig sein oder aus einem nicht leitfähigen Material (z.B. Pappe oder Holz) bestehen und dann mit einem leitfähigen Material (z. B. Aluminiumfolie) beschichtet werden.

Ein derart aufbereitetes Gehäuse blockiert externe statische und nicht statische elektrische Felder, indem es die Elektrizität kanalisiert und eine konstante Spannung auf allen Seiten des Gehäuses bereitstellt. Faraday'sche Käfige sind nach dem englischen Wissenschaftler Michael Faraday benannt, der sie 1836 erfunden hat.

Der „Käfig" ist äußerst wirksam, um Elektronik vor einem

EMP-Angriff zu schützen. Diese Käfige sind sehr wichtige Hilfsmittel, die empfindliche Elektronik vor EMP, sowohl durch Sonneneinfluss, als einen nuklearen HEMP-Angriff, schützen können. Elektronik, die ausgeschaltet, **von den Steckdosen getrennt** und in einem Faraday'schen Käfig versiegelt wurde, ist gegen alle Komponenten des nuklearen HEMP geschützt.

Beachten Sie bitte, dass kein Kabel als Leiter aus diesem Käfig heraus- oder hereingeführt werden darf.

Für den Fall einer auf die Erde gerichteten Sonneneruption wäre es ratsam, Ihre Elektronik vom Netz zu trennen. Selbst qualitativ hochwertige Überspannungs-Schutzgeräte, können durch die, von einem geomagnetischen EMP erzeugten Ströme, überwältigt werden. Das würde jede am Netz angeschlossene Elektronik potenziell zerstören. Sogar sehr teure, dreiphasige, unterbrechungsfreie Stromversorgungen, wie sie in Computerrechenzentren verwendet werden, und Überspannungsschutzgeräte, die in Umspannwerken von Stromversorgern eingesetzt werden, können von diesen starken Strömen überfordert werden, so dass das Trennen der Komponenten von den Steckdosen die allerbeste Schutzmaßnahme ist, die Sie gegen einen geomagnetischen Sturm und dessen Konsequenzen ergreifen können.

Ich gehe davon aus, dass die hier offerierten Möglichkeiten in ihrer letzten Konsequenz noch nicht alle ausgetestet sind. Lassen Sie bitte Vorsicht walten. Besser mehr als zu wenig Schutz!

Wie baue ich einen einfachen Faraday'schen Käfig?

Eine der einfachsten Möglichkeiten, einen Faraday'schen Käfig zu bauen, ist eine runde Küchenmülltonne aus verzinktem Stahl, der die einen dicht schließenden Deckel hat. IKEA führt solche Modelle.

Da Sie verhindern müssen, dass die eingelagerten Gegenstände im Inneren des Behälters dessen Metall berühren, kleiden Sie die Tonne sorgfältig mit Pappe oder einem anderen Nichtleiter aus. Eine Luftpolsterfolie ist ideal. Wenn ein in Alufolie eingewickelter Gegenstand die metallene Innenseite des Behälters berührt, kann dies dazu führen, dass der EMP **direkt auf** das Gerät gerichtet wird. Das ist keine gute Sache! Einer der besseren Isolatoren für Ihre Elektronik ist ein statischer Zip-Lock-Beutel. Firmen verkaufen sogar statische Zip-Lock-Beutel, die als Faraday-Beutel speziell für den Zweck der Abschirmung gegen EMP vermarktet werden. (Internet)

Wenn Sie etwas Platz haben, wickeln Sie die Gegenstände in weitere Stoffe ein, wie z. B. alte Handtücher, um sie zusätzlich davor zu schützen, dass sie versehentlich verrutschen und einen Riss oder ein Loch in der Folie verursachen.

Als Abschirmung gegen EMP kann auch jede Zipp-Lock-Tasche funktionieren, die komplett mindestens doppelt mit Aluminiumfolie umwickelt ist.

Sobald Sie Ihre Gegenstände abgeschirmt haben und die Dose mit Pappe oder Kunststofffolie sorgfältig ausgekleidet ist, legen Sie die Gegenstände in die Dose und setzen den Deckel auf.

Sie können den Deckel mittels leitfähigem Aluminiumklebeband befestigen und damit eine leitende Verbindung zum unteren Teil herstellen. Somit ist das Gefäß effizient gegen magnetische Einflüsse geschützt.

Natürlich können Sie auch mehrere dieser Tonnen bauen. Wichtig ist nur, dass die Tonnen VOR einem EMP Schlag befüllt und gegen magnetische Einflüsse dicht verschlossen sind!

Wenn Sie sich entscheiden, Alufolie zu verwenden, dann bitte professionelle, strapazierfähige Alufolie; stellen Sie sicher, dass sie ein paar Zentimeter überlappt, um eine eng anliegende Dichtung zu bilden. Vergessen Sie auch hier nicht, alle eingelagerten Geräte gegen die Innenwände des Behälters zu isolieren!

Deshalb sind für diesen Zweck Statikbeutel, die empfindliche Elektronik vor elektrostatischer Entladung abschirmen sollen, so praktisch. Sie haben die Abschirmung und nichtleitende Schichten eingebaut. Wenn Sie eine Menge elektronischer Geräte haben, empfiehlt sich als Behälter eine 100 Liter-Mülltonne aus Metall für die Einlagerung vieler Ihrer Elektronik-Elemente, aber jede Größe kann die notwendige Abschirmung bieten, so dass Sie die Größe des Behälters auf die Menge der Elektronik, die Sie zu speichern haben und Ihre verfügbaren Lagerung abstimmen können.
Das kann man selbst mit sorgfältig präparierten Schränken machen.

Wenn Sie die Behälter packen, legen Sie die Gegenstände, die unbegrenzt in Folie oder statischen Beuteln verschlossen bleiben können, als erste auf den Boden der Tonne. Weiter oben packen Sie Gegenstände, deren Batterien aufgeladen werden oder die in verschiedenen Abständen überprüft werden müssen. Es ist auch eine gute Idee, Elektronik für deren Einsatz im Notfall zwischenzulagern, wobei die Batterien aus dem Gerät entfernt werden sollten. Es wäre schade, wenn Sie sich die Mühe machen, Ersatzelektronik für den Notfall zwischenzulagern und diese dann durch ausgelaufene Batterien ruiniert wird.

Bringen Sie keine Farbe, kein Klebeband oder eine Gummidichtung an, die die leitende Verbindung zwischen dem Deckel und der Dose behindern würde. Sollte dies geschehen, könnte die Dose möglicherweise als unwirksam werden. Hier ist ein Aluminiumklebeband als Rundumverschluss das Mittel der Wahl.

TIPP:

Wenn Sie sich für die Verwendung von Faraday-Beuteln zum Schutz von Elektronik entscheiden, achten Sie darauf, dass der Verkäufer den Grad der Abschirmung angibt, den der Beutel bietet. Die meisten Produkte, die als Faraday-Beutel vermarktet werden, bieten weniger als die 80 dB-Abschirmung, die zum Schutz gegen EMP (nukleare HEMP) empfohlen werden. Wahrscheinlich müssen Sie mindestens zwei Lagen dieser Taschen verwenden, um eine Abschirmung von 80 dB zu erreichen, da keines der aktuell für diesen Zweck erhältlichen Produkte eine ausreichende Abschirmung bietet.

TIPP:

Beschriften Sie den Inhalt der Beutel und der Behälter etc. mit Filzschreiber. Das verhindert, dass Sie später nicht alles auseinanderreißen müssen, um zu sehen, was drin ist.

Als letzte Vorsichtsmaßnahme rate ich Ihnen, nur das zu entnehmen, was Sie zu diesem Anlass wirklich benötigen.

Aus diesem Grund empfehle ich, mehrere Faraday'sche Käfige aufzustellen oder praktische, abgeschirmte Taschen zu verwenden. Selbst wenn Sie den ersten Behälter öffnen und ein Gegner zusätzliche Super-HEMP-Waffen zündet, haben Sie immer noch Ihren anderen Behälter mit wichtigen Gegenständen sicher verstaut.

TIPP:

Eine sehr effiziente Möglichkeit ist, kleine Elektronikteile mittels eines Vakuumierers in Plastikfolie einzuschweißen und dann mit Alufolie zu umwickeln. Vakuumierer können Sie später auch sehr effizient zum Schutz von empfindlichen Nahrungsmitteln, etc. verwenden.
Das bleibt Ihrer Kreativität vorbehalten.

Geräte, die in einem Faraday'schen Käfig aufbewahrt werden sollten

Wenn es ein elektronisches Gerät gibt, das Sie für Ihr Überleben als wichtig erachten, sollten Sie dies oder ein zweites ähnliches auf jeden Fall in Ihrem Faraday'schen Käfig verstauen.

Manches haben Sie vielleicht in einer doppelten Ausführung. Die sollten Sie dann sehr bald vorbereiten, um auf der sicheren Seite zu sein.

Hier sind ein paar Gegenstände, was Sie schützen sollten, aber es ist keineswegs eine vollständige Liste:

- Laptop, der über ein Flash-Laufwerk und / oder einen CD-ROM-Player verfügt.
- Amateurfunk-, CB-, NOAA-, GMRS/FRS-, MURS-, Marine-, Luftband-, AM-, FM und/oder Kurzwellenfunkgeräte
- Notfunkgerät und Scanner
- Wiederaufladbare Batterien, normale Heavy Duty Batterien. Legen Sie alle Zubehörteile und Kabel mit dazu.
- Batteriediagnosegeräte und Ladetester, Solarmodule, Solar-Laderegler, Transformatoren, Batterien, Verkabelung und Batteriemessgeräte
- LED-Taschenlampen und Beleuchtung.

  Taschenlampen älterer Bauart brauchen Sie nicht zu schützen, da sie keine Elektronik enthalten!
- Smartphones, Kindles, iPads, Extreme SD-, Micro SD-, USB- und andere Flash-Speichergeräte und Adapter mit Backups Ihrer wichtigen Daten, einschließlich einer Bibliothek für den Notfall.
- Ausreichend Sicherungen für Elektronik und Hauselektrik
- Ersatzteile für elektronische Generatoren
- Reparaturteile für Autos, Lastwagen, Traktoren usw., die bei einem EMP zerstört werden können, wie zum Beispiel elektronische Steuergeräte.

- Nachtsichtgeräte und andere elektronische Optiken und Komponenten der Fotoausrüstung
- Reservealarmanlagen und Ausrüstung zur Überwachung Ihrer Umgebung, Strahlungsmessgeräte, Strahlungsdosimeter und Dosimeter-Ladegeräte
- Solar-Batterie-Ladegeräte, tragbare Solar-Arrays und 12-V-DC-Laderegler
- Medizinische Geräte: Bluttestgeräte, O2-Konzentratoren, Hörgeräte, elektronische Blutdruckmessgeräte usw.
- Akkubetriebene Werkzeuge: Bohrmaschinen, Sägen, etc.

Dies sind alles nur Vorschläge. Es bleibt im Grunde Ihrer Fantasie und den aktuellen Umständen überlassen, welche Dinge Sie für so wichtig erachten, dass Sie glauben, diese extra schützen zu müssen. Tatsache ist jedoch, dass Sie sich als Leitfaden daran orientieren, dass alles, was irgendwo elektronische Komponenten verbaut hat und Dinge, die über eine Anschlussschnur (mit Stecker, etc. am Stromkreis verbunden sind, von einem Magnetschlag innerhalb von Nanosekunden zerstört werden können.

Solange Sie das System des Faraday'schen Käfigs anwenden und die Bedingung beachten, dass NICHTS nach draußen abgeleitet wird, haben Sie eine realistische Chance auch empfindliche Dinge schützen zu können. Man kann ganze Zimmer, ja selbst Häuser vollkommen abschirmen. Grenzen setzt nur Ihr Budget.

Bitte beachten Sie

Wir hoffen wohl alle inständig, dass ein solcher Vorfall niemals eintritt. Trotzdem schadet es nie, gut vorbereitet zu sein. Auch wenn man immer wieder den Rat hört, sich nicht verrückt machen zu lassen, möchte ich trotzdem Ihren Blick noch einmal auf die Titelseite dieses Buches lenken.

In einer Gesellschaft, in der derjenige, der seriöse Vorsorge trifft, beschimpft und als „Prepper" beleidigt wird, braucht es schon eine gewisse Souveränität, seiner Verantwortung für sich und seine Lieben gerecht zu werden. Bedenken Sie auch bitte, dass die Leute, von denen Sie heute diskriminiert werden, diejenigen sein werden, die dann vor Ihrer Haustüre stehen und mangels eigener Vorräte um Nahrung betteln.

Es ist besser, auf der Seite der Vorsicht zu irren und sich übermäßig vorzubereiten, als nach einem nuklearen HEMP-Angriff „im Dunkeln zu tappen".

Mit der obigen Spezialliste über Möglichkeiten der Befüllung von Faraday'schen Käfigen hinaus finden Sie im Logistik Teil dieses Buches weitere überlebenswichtige Themen der Bevorratung. Da ich Sie, lieber Leser und Ihre Belastungsfähigkeit, sowie Ihre sozialen Hintergründe nicht kenne, stehe ich vor der Frage, wie weit ich hier mit meinen detaillierten Beschreibungen gehen kann, ohne Sie in die Falle der Ablehnung laufen zu lassen. Sie wissen ja, der Mensch, der sich bestimmte Szenarien nicht vorstellen kann, gerät unter Stress und begibt sich automatisch in Richtung Ablehnung und Aggression.

Aus diesem Grund habe ich mich entschlossen, in diesem

Teil des Buches informativ Krisenmöglichkeiten zu beschreiben und vorbereitend zu behandeln. Eine seriöse Information ist der Grundstock für eine ernstgemeinte Vorsorge.

Daneben wird es einen zweiten Teil geben. Dieser zweite Teil dient nicht nur der Logistik in der jeweiligen Situation. Es gibt dort auch die Möglichkeit, Ihre Familie mit einzubeziehen. Hier können Sie sich dann mit Listen von Lebensmitteln, deren Lagerung, Überlebensvorräte, Möglichkeiten, Wasser zu lagern, Selbstverteidigungsmitteln, wie Sie Ihr Haus verstärkt schützen können, Kommunikationsgeräte etc. informieren. Aber zuerst gibt es einen endlosen Vorrat an EMP-Überlebensinformationen, wenn Sie einfach anfangen (z.B. im Internet) zu suchen. Es hilft, wenn Sie einigermaßen gut english lesen können. Ich empfehle für den gesamten Krisenbereich die E-Books von Dan Sullivan:

www.SurvivalSullivan.com

Er beschreibt sehr realistisch ein amerikanisches Scenario, aber manche Dinge sind halt international. Ich habe bei der Recherche für diesen Krisenratgeber wichtige Anregungen in seiner Literatur gefunden.

Bei fehlenden Englischkenntnissen empfehle ich Ihnen das hervorragende Übersetzungsprogramm DEEPL (kostenlos)

(https://www.deepl.com/translator)

Beginnen Sie, mehrere Listen mit Gegenständen zu erstellen, auf die Sie sich während einer langfristigen Überlebensperiode verlassen müssen. Und als zusätzlicher Ratschlag:

BEGINNEN SIE JETZT DAMIT UND SCHIEBEN ES NICHT AUF!

Sammeln Sie Ratgeberbücher, wie man die Dinge früher auf altmodische Art und Weise erledigt hat. Da sich heute kaum noch jemand daran erinnert, wie man etwas ohne Strom macht, werden diese Informationen es Ihnen ermöglichen, Ihr Leben auf dem Stand von Mitte 1800, also vor der Nutzbarmachung des elektrischen Stroms, neu zu beginnen. Sobald die Lichter ausgehen, wird es keine Möglichkeit mehr geben, sich vorzubereiten oder etwas darüber nachzuschlagen, wie man in der Zeit nach einem EMP / HEMP zurechtkommt.

„Überleben" ist der Name des Spiels in einer Post-EMP-Welt.

Stellvertretend für viele, hier ein Buchvorschlag:
Herbert Rhein, „Handbuch für das Überleben in Krisenzeiten" im Popp-Verlag. Seriös geschrieben und mit sehr gutem Nachweis von Internetquellen, die Sie jedoch VOR dem EMP gelesen haben sollten.

Als kleinen Motivator hänge ich eine beliebig erstellte Liste an.

Nur für den Fall, dass Sie sagen: „Sowas kann ja hier nicht passieren". Aber ich nenne gern ein paar Beispiele, um ihnen zu zeigen, wie schnell sowas passiert:

03.06.2018 - Deutschland
Stromausfall am Flughafen Hamburg wegen eines Kurzschlusses. Der Flugbetrieb musste über einen Tag eingestellt werden.

31.03.2015 - Türkei
Durch den Ausfall mehrerer Kraftwerke brach fast im ganzen Land die Stromversorgung zusammen. 76 Millionen Men-

schen mussten bis zu 9 Stunden ohne Strom auskommen.

31.07.2012 - Indien
600 Millionen Menschen waren von fast landesweiten Stromausfällen betroffen. Als Ursache gilt Überlastung des Stromnetzes.

08.09.2011 - USA, Mexiko
Aufgrund einer Panne bei einer 500-Kilovolt-Leitung zwischen Kalifornien und Arizona kam es in Kalifornien, Arizona und im Norden von Mexiko zu einem Stromausfall, von dem 5,7 Millionen Menschen betroffen waren.

26.08.2008 - Florida/USA
Durch einen Störfall in einem Umspannwerk in Florida brach die Energieversorgung im Großraum Miami zusammen. Das in der Nähe gelegene Atomkraftwerk schaltet sich automatisch ab. Durch den Stromausfall fielen acht weitere Kraftwerke aus, über 3 Millionen Menschen sind betroffen.

04.11.2006 - Europa
Um 22:09 Uhr kam es zu einem größeren Stromausfall in Europa. Teile von Deutschland, Frankreich, Belgien, Italien, Österreich, Spanien waren teilweise bis zu zwei Stunden ohne Strom. Ursache war eine geplante Abschaltung einer 400 Kilovolt-Leitung. 10 Millionen Haushalte waren betroffen.

25.11.2005 - Deutschland
Nach heftigen Schneefällen ereignete sich im Norden Nordrhein-Westfalens sowie in Teilen Südwest-Niedersachsens einer der größten Stromausfälle in der Geschichte der Bundesrepublik. Besonders betroffen waren das westliche

Münsterland und große Gebiete der westlichen DDR. Von rund 250.000 betroffenen Menschen waren viele bis zu vier Tage lang völlig ohne Strom, einzelne Gehöfte und Ortsteile mussten sogar bis zu fünf Tage warten, bis sie wieder Strom hatten.

22.06.2005 - Schweiz
Wegen Bauarbeiten fiel die Stromversorgung für das gesamte Eisenbahnnetz in der Schweiz aus. Über 200.000 Menschen saßen im Hochsommer in den Zügen ohne Klimaanlage fest. Es dauerte Stunden um das Netz wieder hochzufahren.

12.07.2004 - Athen/Griechenland
In ganz Athen fiel durch Überlastung für Stunden der Strom aus.

28.09.2003 - Italien
In fast ganz Italien fiel der Strom aus, weil auf Schweizer Gebiet ein Baum einen Kurzschluss in einer Hochspannungsleitung verursachte.

14.08.2003 - USA/Kanada
Durch mangelnde Wartung und Überlastung fielen in Teilen Kanadas und größeren Teilen der USA der Strom aus.

13.03.1989 - USA/Kanada
Für neun Stunden fiel in großen Teilen der nördlichen USA und in Teilen von Kanada der Strom aus, Ursache war ein Sonnensturm. Betroffen waren 6 Millionen Menschen, die ohne Strom und Fernwärme im Winter aushalten mussten.

Ich glaube, es täte Ihnen gut, jetzt noch einmal die „Taktische Atmung" zu praktizieren!

Wo stehe ich jetzt, wo muss ich hin?

Bevor ich fortfahre, möchte ich Ihren Blickwinkel darauf richten, in welcher sozialen und geographischen Situation Sie sich momentan befinden. Sind Sie eine Familie mit schulpflichtigen Kindern? Haben Sie Haustiere? Ist jemand gehandicapt, oder pflegebedürftig, haben Sie Freunde / Verwandte in der Gegend?

Was bietet Ihnen Ihre derzeitige Wohngegend an Möglichkeiten der Selbstversorgung? Gibt es trinkbares Wasser? Wald?

Wie mobil werden Sie sein, um Lebensmittel und andere wichtige Versorgungsgüter zu beschaffen. Wie sind Sie finanziell aufgestellt. Haben Sie den Rat befolgt, andere Zahlungsmittel vorzuhalten. Was können Sie tauschen?

All dies (und vieles mehr) will beachtet werden. Diese Umstände gelten für jegliche Art einer Krise und verdienen gründliche Beachtung. Eine Finanzkrise bedeutet in letzter Konsequenz dasselbe, wie ein Wohnungsbrand oder ein totaler Stromausfall:

Sie stehen am Ende nur mit dem da, was Sie an einem sicheren Ort aufbewahrt haben und worauf Sie JETZT Zugriff haben.
(Und das ist mit hoher Sicherheit KEIN Bankschließfach!)

Wenn Sie hier EFT einsetzen möchten: Das Gefühl, die Emotion, welche Sie beim Lesen dieses Textes jetzt verspüren, sind das Ziel der Bearbeitung. Benennen Sie diese laut, während Sie jeweils einen neuen Punkt klopfen. Bitte nutzen Sie unbedingt Ihre Vorstellungskraft!

Ich werde später im „logistischen“ Teil nochmals explizit darauf eingehen.

Der erste wichtige Unterschied ist die Frage: “Kann ich in meiner Wohnung bleiben, oder muss ich fliehen?“
Die Erfahrung sagt, dass es sich bei dieser Frage bereits um eine lebenswichtige Entscheidung handelt.

Was uns gleich zum Thema Stress bringt, dem wir mit der „Taktischen Atmung“ ein paar Übungsdurchgänge widmen sollten.

Der Faktor ZEIT spielt eine sehr große Rolle!

Es macht letztendlich keinen Unterschied, ob Sie wegen eines Verwaltungsakts (weil Sie Ihre Grundsteuern, Verbrauchskosten etc., nicht mehr zahlen können, aus Ihrem Haus geklagt werden, eine Flutwelle Ihr Haus unterspült, ein Brand Ihr Haus vernichtet oder ein Sturm es unbewohnbar macht. Die Konsequenz ist immer dieselbe: „Wir müssen hier raus!“

Ein Beispiel ist die Finanzkrise der Lehmann Brothers in Amerika 2007 / 08, die tausende Familien obdachlos machte und die gesamte Sozialstruktur Amerikas in Richtung Armenhaus veränderte.

Hier kommen wir bereits an einen Punkt, wo es ratsam ist, Ihre Frau, die Kinder, enge Freunde etc. in die Vorbereitung miteinzubeziehen. Man darf hier keinesfalls naiv sein und erwarten, dass Ihnen jemand die Arbeit abnimmt. OK, die Feuerwehr kommt löschen und das THW pumpt eventuell Ihr Haus aus. Das geht aber auch nur solange nicht die ganze

Stadt brennt und wo noch geordnete Verhältnisse herrschen.

Wenn aber, wie dies vor Jahren in Nord- und Ostdeutschland geschah, Schneemassen und Temperaturen von minus 14°C die Menschen wochenlang ohne Strom und Heizung, hunderte Menschen in ihren Wohnungen gefangen hielten, sieht die Lage schon wieder ganz anders aus. Damals waren die Menschen in ihren Häusern oder auf den Straßen in ihren Autos eingeschlossen. Mindestens vier Menschen starben in ihren zugeschneiten Autos, indem sie von Schneeräum-Panzern überrollt wurden.

Das Szenario des kollektiv Eingesperrtseins erinnert entfernt an den erst kürzlich erlebten Lockdown im Rahmen der Covid-19 Pandemie. Ganze Länder im Würgegriff der Naturgewalten, beziehungsweise korrupter Politiker. Gerade jetzt, da ich diese Zeilen schreibe, passiert meteorologisch genau dasselbe wieder. Heiße Luftströme aus dem Süden Europas schieben sich in Norddeutschland über polare Kaltluft und alles weist auf ein neues Schneedesaster hin. Ich bin mir sehr sicher, dass ein Großteil der Bevölkerung aus dem damaligen Geschehen nicht viel gelernt hat. Die Menschen aus der DDR, die es ganz besonders hart traf, haben zwar eine ganz andere Art, mit solchen Dingen zurechtzukommen, aber je länger sie dem westlichen Luxus ausgesetzt sind, je weniger vertrauen sie auf ihre eigene Verantwortung der Vorsorge. Wer im „Goldenen Westen" geboren wurde, hat da ein anderes Problem:

„Wenn der ADAC nicht kommt, ist nicht mehr viel mit Selbsthilfe."

Wir leben im Zeitalter des Klimawandels. Die Dinge können sich schneller ändern, als Sie es sich vorstellen können. Die USA haben uns schon seit Jahren davon überzeugt, wie wichtig Vorsorge und Training sind. Das Lehrgeld war hoch. Es kann auch noch höher werden, wenn man glaubt, das habe mit Ihnen nichts zu tun.

Aber das letzte Sturmdesaster **DES WIRBELSTURMS IDA im August 2021** hat wieder einmal gezeigt, wie wenig die Menschen bereit sind, aus vormals Gelerntem eine Konsequenz zu ziehen.

Familie und Krise

Und wo wir gerade die Familie erwähnen, sollten Sie sich darüber im Klaren sein, dass Sie ohne deren Mithilfe, zumindest deren Einverständnis, mit Ihren Vorsorgebemühungen einen sehr schweren Stand haben werden. Irgendwann wurde Ihnen klar, dass es für Sie und Ihre Lieben überlebenswichtig werden würde, bald in jeglicher Hinsicht vorzusorgen.

Gleichzeitig haben Sie damit Ihrer Familie unausgesprochene Signale gesendet. „Papa ist irgendwie komisch ..." oder so. Und dann gab es, je nach sozialer Struktur Ihrer Familie, eine oder mehrere Aussprachen. Wenn Sie sich an den Anfang dieses Ratgebers erinnern, beschrieb ich den Status des Unglaubens und was es mit einem Menschen macht, der sich eine bestimmte Situation nicht vorstellen kann. Vielleicht kommt eine solche Stimmung auch in Ihrer Familie auf, vielleicht lächelt man über Sie. Das wäre ja noch akzeptabel. Ernster wird es, wenn es in eine aggressive

Stimmung umschlägt. Sie haben dann zwei Möglichkeiten:

Das Beste, was Sie dann tun können ist, nicht zu versuchen, jemanden zu überzeugen. Machen Sie „Ihr eigenes Ding“ und hoffen darauf, dass irgendwann der Funke überspringt.

Die finale Entscheidung, ob Sie das alleine durchziehen, oder mit Ihrer Familie und sogar mit guten Freunden zusammen, wird erst zum Zeitpunkt des Krisenbeginns getroffen.

Gehen wir als zweite Möglichkeit einfach mal vom Glücksfall aus, dass Ihre Familie den Weg mit Ihnen gehen möchte. So wäre es sehr gut, wenn Sie bereits eine ungefähre Ahnung vom Ablauf und Inhalt der gemeinsamen Anstrengungen hätten und mit diesem Basisplan Ihre Familie überraschten.

In den vorangegangenen Kapiteln habe ich Ihnen bereits einige Krisenszenarios vorgestellt. Gleichzeitig habe ich Ihnen auch schon wichtige Verhaltensmöglichkeiten angeboten. Nachdem wir uns über Umstände und mögliche Entscheidungen informiert haben, werde ich Sie mit Details vertraut machen, die Ihnen im Krisenfall helfen, wertvolle Zeit zu sparen und ein ungeordnetes Verhalten im Ansatz abzuwürgen.

Um die Prioritäten in die richtige Reihenfolge zu bringen, ist es unerlässlich, zu allererst eine Übersicht zu schaffen. Vielleicht erinnern Sie sich daran, wie wichtig es ist, zuvor eine Bilanz der sozialen Lebensumstände zu erstellen. Diese Informationen wollen wir nun den Umständen einer angenommenen Krise anpassen.

Bail-In vs. Bail-Out

Es hat zum Beispiel wenig Sinn, sich Gedanken zu machen, wo Sie in Ihrem Haus Ihre Vorräte stapeln, wenn eine schlammige Hochwasserwelle gerade ihre Wohnzimmermöbel umspült. Da hilft mit hoher Wahrscheinlichkeit nur eine frühzeitig inszenierte, geordnete Flucht in höhergelegene Landschaftsteile.

Wenn Sie jetzt beginnen würden, Rasierzeug und Zahnbürste zu verstauen, wären Sie wahrscheinlich ein bisschen spät dran.

Bei dieser Art von geordnetem Fluchtgeschehen und Verlassen der Wohnung, spricht man von „**Bail-Out**".

Die zugehörige andere Variante des Verbleibs in Ihrer gesicherten Unterkunft nennt man „**Bail-In**".

Die Entscheidung, wann, wie und wohin ein Bail-Out stattfinden muss, setzt voraus, dass all diese Planungen und auch eventuell angepasste Maßnahmen früh genug erfolgen, um überhaupt ein Quäntchen Erfolg zu haben.

Machen Sie sich doch vielleicht einmal eine kleine Liste, wann Sie es für richtig halten würden, ein Bail-Out zu planen:

- Wohnungsbrand
- Hochwasser
- Unruhen
- Plünderung
- etc.

Bitte vervollständigen Sie diese Liste!

Manchmal gibt es Grenzfälle, in denen sich Situationen, sich für das Verlassen der Wohnung zu entscheiden, erst inmitten eines Geschehens auftun. Umso wichtiger ist es, sich auf solche Dinge vorzubereiten (indem Sie vielleicht spezielle Fluchtrouten ausarbeiten).

Grundsätzlich werden Sie jedoch mit hoher Wahrscheinlichkeit zuerst einmal versuchen, ein Bail-In in der eigenen Wohnung oder Haus durchzuführen und Wohnung / Haus aufzurüsten.

Jeder wirklich seriöse Krisenberater wird versuchen, Sie, als Familienvorstand, davor zu bewahren, ohne entsprechendes Training, ein unbekanntes Terrain aufzusuchen und sich dort Wind, Wetter und anderen Widrigkeiten auszusetzen. Jeder gutmeinende Überlebenskämpfer wird meine Sicht der Dinge bestätigen. Eine vierköpfige Familie (eventuell mit Haustier und ...) ist keine Pfadfindergruppe und Sie sind auch kein Navy-Seal!
Bedenken Sie auch bitte, dass Sie da draußen nicht alleine sein werden. Der Überlebenskampf hat soeben begonnen.

Es sei denn, Sie hätten bereits vorgesorgt und in sicherem Terrain einen Unterschlupf mit Vorräten an Wasser, Essen, Kleidung, Heizmaterial und all dem dort untergebracht, was man so für ca. einen Monat in „freier Wildbahn" benötigt. In diesem Fall wäre natürlich ein großer Campingbus ideal, falls nicht dessen Elektronik zuvor von einem EMP oder HEMP zerstört worden wäre. (Aber als Unterschlupf ist er ja trotzdem noch brauchbar.)

Wenn die Dinge wirklich so stehen, dass es zum Bail-Out keine Alternative gibt, dann biete ich Ihnen dazu die passenden

Informationen an, um eine realistischste Logistik vorzubereiten. Ich kann mir jedoch vorstellen, dass ein guter Teil meiner bisherigen Leserschaft, hier das Handtuch wirft. Dieses Buch ist aber so gestaltet, dass Sie vielleicht später, immer mal wieder ein Kapitel lesen und sich bereits schon das Wissen aneignen, um sich auch mit solchen Situationen zu konfrontieren.

Darüber hinaus spricht auch nichts dagegen, dass sich eventuell einige Familienmitglieder interessiert bereit erklären, bestimmte Planungsaufgaben oder Aktionen zu übernehmen.

Auch wenn es Sie nervt:
nutzen Sie bitte die „Taktische Atmung"!

Wenn Sie hier EFT einsetzen möchten: Das Gefühl, die Emotion, welche Sie beim Lesen dieses Textes jetzt verspüren, sind das Ziel der Bearbeitung. Benennen Sie diese laut, während Sie jeweils einen neuen Punkt klopfen. Bitte nutzen Sie unbedingt Ihre Vorstellungskraft!

Es ist Ihnen ja sicherlich klar, dass ein solcher Plan des gemeinsamen Fliehens in eine ungastliche Umgebung nicht einfach so beschlossen und dann durchgeführt werden kann. So etwas muss relativ gut durchdacht und geübt werden. Nehmen Sie sich die Feuerwehrleute als Beispiel. Das persönliche Wohl und Wehe und das Schicksal der Menschen, zu deren Rettung sie ausgerückt waren, hängt von der Qualität ihrer Ausbildung und ihres Trainingsstandards ab.

Um einen professionellen Standard zu erreichen braucht man:

Übung, Übung, Übung

Kommt Ihnen diese Überschrift irgendwie bekannt vor?

Bleiben oder Fliehen

Bevor Sie sich überhaupt darüber im Klaren sind, ob Sie bleiben, (Bail-In) oder fliehen (Bail-Out), ist die allergrößte Aufgabe, die einzelnen Familienmitglieder an einem gemeinsamen sicheren Ort zu versammeln, oder zumindest Informationen über die Umstände und die Position zu haben, an der sie gerade festsitzen. Das gilt für jegliche Art einer Krise, ob im Winter Blitzeis den Verkehr lahmlegt, oder ein EMP den gesamten Strom ausschaltet, oder eine Hochwasserwelle die Straßen unterspült hat.

Nun, da gibt es natürlich Ausnahmen, wie zum Beispiel ein Feuer im Haus. Gehen Sie bitte davon aus, dass Ihre Familie umgehend zu evakuieren ist. Ihnen selber bleibt maximal eine Minute, dem Qualm und den Flammen vor der Zimmertür standzuhalten. Was Sie bis jetzt nicht gelöscht haben, werden Sie mit Ihren Mitteln nicht mehr löschen können! Hoffentlich haben Sie meinem Rat folgend, Handy und Schlüssel griffbereit und verlassen das Haus zusammen mit Ihrem Überlebensrucksack, falls Sie sich im Obergeschoss befinden, über die Rettungsleiter, die Sie in weiser Voraussicht haben anbringen lassen.
Draußen kontrollieren Sie umgehend, ob alle vollzählig sind. Bleiben Sie bitte in der Nähe, um den Rettungskräften Auskünfte geben zu können.

Hier komme ich gleich zu einem neuen wichtigen Umstand: Ihr „Bail-Out-Rucksack“. Das sind, je nach Anzahl der Mitglieder einer Wohngemeinschaft, tragbare Behälter, die bereits fix und fertig für eine Evakuierung oder Flucht gepackt und an einer strategisch leicht zu erreichenden Position „geparkt" sind. Was diese Behälter enthalten, werde ich später erläutern. Jetzt ist nur wichtig, dass Sie solche BOP (Bag-Out-Packs) schon gefüllt vorrätig haben.

Selbst, wenn Sie niemals vorhaben sollten, Ihr Haus zu verlassen (zu müssen), kommen Sie nicht umhin, sich mit dem Gedanken daran trotzdem anzufreunden.

Kommunikation

Die oberste Prämisse für eine gut „funktionierende" Familie ist KOMMUNIKATION.

Das funktioniert am besten, wenn man dies schon frühzeitig trainiert.
Vielleicht haben Sie schon einmal eine Katastrophenübung oder ein Evakuierungstraining miterlebt. Dort werden jeweils signifikante Orte festgelegt, wo man sich versammelt, wenn man ein gefährdetes Objekt verlassen hat. Somit hat man sofort eine Übersicht, ob jemand fehlt und kann eine Suche starten. Meist ist es unmöglich, in einer Krise eine geordnete Kommunikation zu behalten. Mit Sicherheit wird im Falle eines EMP die Nutzung von Handys oder anderen elektronischen Kommunikationsmitteln nicht mehr möglich sein. Verabreden Sie bereits jetzt für einen solchen Fall, an einem sicheren Ort zu verweilen (ja sich vielleicht auch zu verstecken), bis die erste Panik vorüber ist, um dann zu versuchen, sich auf den Weg nach Hause zu machen.

Stromausfall hat eine Sonderstellung in den hier beschriebenen Krisen. Bei Hochwasser, Feuer oder sozialen Unruhen ist es meist noch möglich, wenn auch eingeschränkt, Kontakt zu halten. Ebenso bei Pandemien oder finanziellen Crashs. Das Problem wird aber ernst, wenn man zum Zeitpunkt des Kriseneintritts getrennt ist und eventuell die Kommunikationsnetze zerstört sind. So hat jede Krise ihre eigenen Limitierungen und Chancen. Das bedeutet aber auch, dass man sich VORHER Gedanken macht!

Wie haben das denn die Menschen gemacht, als es noch keine Handys gab? Nun, da hat man sich vorher Orte gewählt, wohin man sich flüchten konnte und die als sicher galten. Vielleicht waren dies Wohnorte von Freunden oder anderen Familienmitgliedern. Schulpflichtige Kinder blieben solange in der Schule, bis sie abgeholt wurden. Wenn niemand kam, wurden sie meist in die Obhut von anderen Eltern gegeben, deren Kinder Klassenkameraden waren. Hier ist Ihre Kreativität gefragt, eine Liste von Orten zu planen und diese auch zu publizieren.

Training

Es gibt da ganz interessante Szenarien, die man im Vorfeld zusammen mit der Familie trainieren kann. Schrauben Sie doch mal als Familienchef ohne vorherige Warnung, während eines Tages bis zum Abend beziehungsweise bis der Frostalarm der Kühltruhe ertönt, heimlich die Hauptsicherung heraus. Dann versorgen Sie die Familie mit ein paar Kerzen, einer Taschenlampe, ein paar Brettspielen, trockenen Keksen und lauwarmen Getränken, während Sie nach den Streichhölzern suchen. Leider wird die Toilettenspülung noch funktionieren, was der Sache ein wenig die Realität nimmt. Es sei denn, Sie leben im eigenen Haus und können den Hauptwasserhahn schließen. Es empfiehlt sich, wie zufällig einige Eimer Wasser auf der Toilette (oder in der Badewanne) positioniert zu haben. Denken Sie sich eine Entschuldigung für die Familie aus, warum Sie das Auto nicht nutzen können (um zu McDonalds zu fahren) und warum die Handys von Ihnen konfisziert werden.

Wenn dann am nächsten Morgen Strom (und Wasser) wieder da sind, werden sich die Ansichten Ihrer Liebsten über Vorsorge innerhalb der Familie leicht verändert haben. Danach machen Sie ein Familienspiel daraus und lassen sich öfters etwas Neues einfallen, ohne das man dann auskommen muss.

Besonders wichtig ist es, sich im eigenen Haus während der Dunkelheit sicher orientieren zu können. Das kann man sehr gut trainieren, indem man ein Spiel mit einer Gesichtsbinde zur Verdunklung draus macht und dann Dinge im Haus versteckt, die gesucht werden müssen. Legen Sie ein paar Kühlkompressen bereit, es wird bestimmt nicht ohne Beulen abgehen!

Von da an bringen Sie zu solchen Trainings Dinge mit, die ohne Elektrizität funktionieren und machen Ihre Familie mit deren Gebrauch vertraut. Jeder (ab ca.12 Jahren) sollte in der Lage sein, diese Sachen (alleine!) zu bedienen. Das üben Sie bitte regelmäßig!

Während des ersten Erlebnisses mit der Dunkelheit wird Ihrer Familie aufgefallen sein, dass es nicht Vernünftiges zu essen gibt. Das ist der Moment, sie mit Vorratshaltung jeglicher Art und den zugehörigen Zubereitungsmöglichkeiten zu konfrontieren.

Diese gemeinsamen Übungen sollten Sie unbedingt nutzen, Ihr Stress-Release-Programm zu üben. Was böte sich da Besseres an, als dies während des gemeinsamen Bail-In Trainings zu tun?
Beginnen Sie einfach damit, gemeinsam die Atemübung zu machen und dabei zu klopfen. Drei- bis fünfmal ist vollkommen ausreichend. Diese Übung sollte automatisch einsetzen, wenn ein Problem auftritt.

Machen Sie ein Spiel draus, mit der ganzen Familie im Supermarkt erst einmal Grundnahrungsmittel auszusuchen. Jeder darf sich (für einen bestimmten Betrag) Lebensmittel aussuchen, die er / sie gerne isst. So stellt sich jeder seine eigene Liste zusammen, und es gilt, dass jeder Einkauf zu mehr als der Hälfte aus diesen Produkten bestehen muss. Gewöhnen Sie sich daran, die Dinge nach ihrem Nährwert zu taxieren. Ein Mindestwert von 2500 Kcal pro Tag ist ein Leitwert, um einigermaßen gesund zu bleiben. Das erlaubt aber keine großen sportlichen Aktivitäten. Zu Hause wird dann versucht aus diesen Produkten etwas zu kochen und auch in verschiedenen Variationen zu essen. Es wird der Familie bis dahin sicher aufgefallen sein, dass ohne Strom eine Mahlzeit zuzubereiten, eine Herausforderung sein kann. Vielleicht erinnert sich das Familienoberhaupt an den Campingkocher, der ja sicher irgendwo noch in der Garage sein muss ...

Aber WO sind die Zündhölzer, Gaskartusche oder die Brennpaste?

Bitte achten Sie unbedingt darauf, dass offene Brennstellen NICHT in geschlossenen Räumen angezündet werden dürfen!!! Achten Sie immer auf ausreichende Luftzu- und Abfuhr.

Wo Sie sich gerade auf ein Leben ohne Elektrizität einrichten, empfehle ich Ihnen, ein batteriebetriebenes Kohlenmonoxyd-Messgerät zu kaufen und in der Nähe Ihrer Heiz- bzw. Kochstelle zu platzieren. Es gibt auch Spürgeräte für verschiedene Gase, wie Stadtgas, Butan, CO2, etc. Preiswerte Geräte finden Sie bei Amazon.

Manchmal werden Vorräte gekauft, nur um etwas zu kaufen.

Das rächt sich spätestens dann, wenn daraus Speisen zubereitet werden sollen, die dann niemand mag.

Wichtig:

Bevorraten Sie sich nur mit Dingen, die Sie selber auch essen, es sei denn, Sie haben ausreichend Vorräte und können diese Produkte später gegen andere Dinge tauschen. Ich komme zu einem späteren Zeitpunkt spezifischer auf diesen Aufbau eines Grundvorrates zurück. Diese Zusammensetzung für ein Überleben draußen in freier Wildbahn unterscheidet sich erheblich vom Umfang eines Vorratslagers in Ihren eigenen vier Wänden bzw. Keller.

Ich möchte ganz ehrlich zu Ihnen sein: die Bail-Out-Variante genießt NICHT meine Sympathie, es sei, dass Sie und Ihre Lieben von zwei trainierten Schäferhunden, mit Schutzhund-Lizenzen, begleitet werden und Ihr Fluchtziel Ihre eigene, für mindestens ein Jahr vollständig bevorratete Almhütte ist. In der Nähe fließt glasklar ein, nicht von Kuhgülle verseuchter, Gebirgsbach.

Für den Fall, dass Sie über ein solches Rückzugsobjekt verfügen, empfehle ich Ihnen unbedingt das bereits erwähnte Buch von Herbert Rhein: „Handbuch für das Überleben in Krisenzeiten", KOPP Verlag

Für alle anderen Situationen empfehle ich, dieses Buch VOR dem Eintritt der Krise gut zu studieren, da es für eine physische Mitnahme in Ihrem BOP (Bail-Out-Pack) zu schwer ist. Eine realistische Möglichkeit wäre eine digitale Kopie des Buches in Ihrer Krisenbibliothek auf Ihrem Kindle, oder anderem Lesegerät anzulegen, welches Sie dann sorgfältig in einer Plastikhülle versiegeln. Dieses umwickeln Sie dann mit mindestens 3 Lagen Aluminiumfolie. Denken Sie daran, eine kleine Solarzellenplatte als Ladestation passend für dieses Gerät mitzunehmen und diese ebenfalls gegen Magnetströme durch sicheres Verpacken zu schützen! Alle Ladekabel verstauen Sie bitte getrennt von den Geräten. Mehr dazu später.

Auch wenn ich für das Bail-Out nicht der richtige Ansprechpartner bin, möchte ich Ihnen aber trotzdem etwas an die Hand geben. Es bleibt mir jedoch nur, Sie an die Survival-Literatur zu verweisen.

Der KOPP-Verlag ***(www.kopp-verlag.de)*** und auch das

Internet sind da hervorragend sortiert.
Englischlesende sind da im Vorteil, da sie auch von der amerikanischen „Prepper“-Bewegung profitieren können. Dies hier ist die Webadresse von Jürgen Jerzubek, einem Survival-Spezialisten aus Österreich. Er hat den Vorteil, Sie über Europäische Bail-Out-Situationen zu beraten und macht einen seriösen Eindruck. Dies ist seine Webseite:

https://klick.survival.at/

Der Bail-In

Auf den vorigen Seiten habe ich Sie oberflächlich auf die Möglichkeit eingestimmt, alleine oder mit Familie Ihre Heimatwohnung fluchtartig für einen Bail-Out verlassen zu müssen.

Nun möchte ich mich der anderen Variante zuwenden, einem Bail-In. Meines Erachtens bietet das die stabilere Lösungsmöglichkeit und hat größere realistische Chancen, eine ernsthafte Krise zu meistern.
Wie ich aber schon im Vorwort zu dieser Thematik erwähnte, können Sie es aber nicht immer beeinflussen, was das Universum für Sie ausgesucht hat. Es sei denn, Ihre Manifestationskräfte sind schon sehr ausgeprägt. In diesem Falle wird ein kurzes Überlesen meiner Ratgebertexte schon vollkommen ausreichen, die Dinge zum Besten zu erledigen. Denn auch in der professionellsten Manifestation gibt es schon mal Dinge, die man nicht bedacht hat. Wie gut, dass Sie dann Checklisten zur Hand haben und diese abarbeiten können.

Der Vorteil des Bail-In liegt unter anderem klar darin, dass

man sich auf bekanntem Terrain befindet. Sie kennen sich einigermaßen gut aus in der Gegend und können selbst in der Krise in manchen Situationen Ihre Wohnung / Ihr Haus noch kurzzeitig verlassen. Je nach Schwierigkeitsgrad und Gefährlichkeit wird dies jedoch immer schwieriger. Jetzt geht es darum, Ihr Quartier zu sichern.
Zu allererst geht es darum, Ihre Wohnung, Ihr Haus oder was Sie normalerweise als solches bezeichnen, zu sichern. Wenn es hier Defizite gibt, nutzt die intelligenteste Vorratshaltung nichts, da diese nicht ausreichend geschützt ist. Ich gehe beim Begriff Sicherung davon aus, dass es sich hier nicht um elektronischen, sondern ausschließlich um „analogen" Hardwareschutz, zwei Stufen über Bauhausqualität, handelt.

Nur wenn Fenster und Türen widerstandsfähig sind und mehr oder weniger verzweifelten oder brutalen Angriffen widerstehen, können Sie und Ihre Familie sich wirklich sicher fühlen. Ansonsten ist es angebracht, Ihren BOP noch näher zum Notausstieg hin zu stellen.

Bitte denken Sie daran, dass Sie im Ernstfall alleine sind. Es kann Stunden dauern, bis ihnen jemand zu Hilfe kommt (vielleicht).

Es ist an dieser Stelle sehr schwer, auf die jeweilige Wohnsituation, Gebäudekonstruktion und all die vielen anderen Faktoren einzugehen, die bestimmten Schutz erfordern. Ich möchte aber zumindest Ihre Aufmerksamkeit dorthin lenken.

Auch hier bietet das Internet wieder viele gute Möglichkeiten, sich Informationen zu verschaffen. Bitte versetzen Sie sich in die Position derjenigen, die verzweifelt versuchen, an

Ihre Vorräte zu gelangen. Was Ihnen dann dazu einfällt, hilft schon sehr beim Einbau von Schutzmaßnahmen.

Eine wichtige Situation sollten Sie in jedem Fall mit in Ihre Überlegung aufnehmen: Wie schützen Sie sich davor, ausgeräuchert zu werden? Kann jemand sein Auto nah genug an eine Lüftungsöffnung Ihres Hauses fahren und Sie mit seinen Autoabgasen ausräuchern oder Feuer von außen in Ihrem Abluftkamin entfachen?

Hier sind Pulverfeuerlöscher sehr hilfreich. Man kann sie auch prima als Personenschutzgerät einsetzen. Viele kleine tragbare Container sind besser als wenige Große. (Niemand macht Ihnen später Vorwürfe, wenn Sie in dieser Situation etwas Pfeffer oder Reizgas aus der Sprühdose mit in den Pulverstrahl richten).
Jedenfalls ist es eine gute Entscheidung, für sich und Ihre Lieben für den Fall eines Brandes ausreichend FFP3-Atemmasken (gibt es im Baumarkt) und dichtschließende Motorradbrillen bereitzuhalten. Diese ersetzen zwar keine Vollsicht-Atemmasken, erleichtern aber sicherlich die Orientierung, während Sie sich unter dem Rauch hindurchkriechend, zu einem Ausgang bewegen. Der preisliche Aufwand dafür liegt um 15 € pro Person und ist im Krisenfall, ob Feuer oder Angriff, Ausbruch oder Flucht, Gold wert.

Der Vorteil, sich seine eigene Wohnung oder Haus als geschützten Raum aufzubereiten, ist zumindest der, dass Sie sich nicht in unbekanntem Gebiet aufhalten. Sie haben einen Standortvorteil. Wie ich an früherer Stelle bereits erwähnte, müsste ich eigentlich ein Manual für jeden einzelnen Wohnungstyp schreiben. Es ist unmöglich, die einzelnen Möglichkeiten zum geschützten Verbleib und zur Aufbewahrung der Vorräte zu planen. Das können nur Sie alleine.

Daher sind alle Beschreibungen nur Vorschläge, die Sie auf vorhandene Situationen anpassen müssen.

An obiger Stelle habe ich bereits die wichtigsten Sicherungsarbeiten Ihrer Wohnung beschrieben. Nun möchte ich mich der Aufbewahrung der Vorräte widmen.

Wasser

Ich gehe davon aus, dass Ihre Möglichkeiten, Vorräte geschützt anzulegen, sehr begrenzt sind. Das macht sich besonders dann bemerkbar, wenn die offizielle Wasserversorgung zum Stillstand kommt. Bei einer 4-köpfigen Familie gehe ich von einem Wasserverbrauch von ca.12 Ltr. pro Tag aus. Die reine Überlebensmenge pro Person liegt bei 2 bis 3 Ltr. Trinkwasser pro Person. Diese Menge stapeln Sie in ca. 42 Wasserkanistern á 6 Ltr. Das kostet etwa 125 EUR. Ich habe hier einen Wert eingesetzt, der nicht dem Verbrauch eines Mallorca-Touristen, sondern dem Minimalverbrauch eines disziplinierten Verbrauchers entspricht. Darauf beruht meine nachfolgende Berechnung.

Wie die Dreierregel zum benötigten Trinkwasser sagt, liegt der Überlebensgrenzwert bei 3 Tagen ohne Trinkwasser. Gehen Sie jedoch davon aus, dass nach 2 Tagen schon Probleme und Ausfallerscheinungen auftauchen.

Vielleicht hat sich bis dahin irgendein Schlupfloch aufgetan. In einer städtischen Gegend stelle ich es mir schwerer vor, an Wasser zu gelangen. Es sei denn, Sie leben in der Nähe eines Parks mit einem Teich oder einem Fluss. Einen Feuerwehr-Hydranten anzuzapfen ist keine gute Idee, wenn Sie nicht gleichzeitig eine Pumpe bereitstellen. Wenn das der Fall ist, müssen Sie weniger Wasser als Vorrat anlegen, dafür aber mehr in Aufbereitungsmethoden investieren. Gehen wir jedoch davon aus, dass öffentliche Wasserdepots verseucht sein könnten (Störfall eines Atomkraftwerks etc.), wäre Ihnen diese Möglichkeit für mindestens 2 Monate genommen, bis der Radioaktivitätsgehalt sich so vermindert hat, dass Sie mit Filtrierung arbeiten könnten. Mit der Bevorratung eröffnet sich automatisch die Frage: „Wie lange glauben Sie, kämen Sie mit Nahrungsvorräten aus, die Sie bis dahin eingelagert haben"? Antwort: Die Zeitspanne dafür richtet sich einzig nach dem zur Verfügung stehenden Trinkwasser. Dieser Wert ist Ihr Dreh- und Angelpunkt! Es hat keinen Zweck, für ein Jahr Konserven und super haltbare Lebensmittel zu bunkern, wenn Sie kein genießbares Wasser zu Verfügung haben.

Wenn ich von Trinkwasser spreche, dann meine ich damit jegliches Wasser, das durch geeignete Methoden zu unbedenklichem und keimfreiem Trinkwasser aufbereitet werden kann. Darin ist auch das Wasser enthalten, das Sie von der Dachrinne in Ihre Badewanne umleiten und später über Kochen etc. und Filtrieren aufbereiten.
Der Begriff Wasser schließt aber auch noch das Brauchwasser ein, welches zum Durchspülen der Toilette, Abwasch, bzw. Waschen und zum Gießen eventuell angebauter Pflanzen genutzt wird.

Ich mache Ihnen einen pragmatischen Vorschlag: Nutzen

Sie jeden verfügbaren Stauraum aus, in dem Sie Trinkwasser in 5 bis 6 Ltr. Kanistern stapeln können. Diese Kanistergröße kann von den meisten Familienmitgliedern transportiert werden. Kästen mit Glasflaschen sind für die meisten Anlässe viel zu sperrig. Es kann jedoch nicht schaden, auch Wasser mit Kohlensäure in Glasflaschen einzulagern.

Leider sind die meisten Gebinde aus Plastik. Aber in einer Überlebenssituation können Sie sich den Luxus nicht leisten, darauf Rücksicht zu nehmen. Bei kühler und trockener Lagerung (NICHT direkt auf Zement / Beton lagern, da dieser mit den Kanistern chemisch reagiert!) wird der Austritt von Schadstoffen jedoch relativ gering bleiben. Sie können jedoch Ihr Trinkwasser zusätzlich noch durch einen Brittafilter mit Aktivkohle filtern. Diese Art der Filtrierung hat jedoch nur Zweck, wenn Sie den Filter regelmäßig austauschen. Darum denken Sie bitte auch daran, ausreichend Ersatzfilter mit einzulagern!

Es gibt hervorragende energieunabhängige Wasserfilter. Sehr empfehlenswert sind die Produkte der Schweizer Firma Katadyn. Bitte googeln! Für den Fluchtrucksack (BOB) empfiehlt sich ein kleiner Wasserfilter namens Life Straw.

Versuchen Sie bitte, Wasserkanister aus blauem Material zu bekommen. Der Lichtschutz ist stärker. Aber besorgen Sie auch etwa 10 Behälter aus Klarsicht-PET. Ich erkläre das in einem der folgenden Absätze.

Nach der obigen Rechnung benötigen Sie also ca. 42 Plastik-Kanister á 6 Ltr., um ca. 21 Tage reines Trinkwasser für sich und die Familie vorzuhalten. Stapeln Sie doch einfach mal 10 dieser Kanister, um einen Überblick zu bekommen.

Bei einem durchschnittlichen Kanisterpreis von 3 EUR liegen Sie mit ca.125 EUR in der Investition.

Wichtig:

Bitte stellen Sie keine Plastikflaschen ohne Isolation auf Zementboden! Es erfolgt eine chemische Reaktion und das Wasser wird ungenießbar.

Nun ist also für 21 Tage der erste Wasservorrat angelegt und Sie werden ein wenig aufatmen. Aber es ist nicht die Zeit des Entspannens, Sie brauchen Nachschub! Höchstwahrscheinlich werden Sie keine hygienisch gefüllten Trinkwasserquellen mehr finden.

Mit dieser Anleitung kommen Sie bei Sonnenschein weiter:

Mikrobiell verschmutztes Wasser wird in PET-Flaschen gefüllt. Zur Sauerstoffsättigung kann die Flasche zuerst zu dreiviertel gefüllt, für 20 Sekunden geschüttelt und dann ganz aufgefüllt werden. Die Flasche wird verschlossen und für sechs Stunden waagerecht in direktem Sonnenlicht liegengelassen.“ Quelle Wikipedia

Somit können Sie sich mittels Regen oder anderen „unsauberen“ Wassern einen neuen Vorrat schaffen. Dieses Verfahren wird seit Jahren erfolgreich in Afrika angewendet.

Darüber hinaus gibt es einen sehr bekannten Trick aus der

Antike: Wenn Sie meinem Rate folgend sich Silbermünzen (z.B. Maple Leaf) angeschafft haben, legen Sie jeweils eine dieser Münzen für 6 Stunden in die vom Sonnenlicht beschienenen Wasserbehälter. Die Silberionen sorgen für eine sehr gute Wasserqualität. Haben Sie keine Angst, den Münzen passiert nichts, aber Ihr Wasser wird genießbar. Silber wird auch heute noch in der Medizin, z.B. in der Keimfreimachung von Verbandmaterial verwendet.

Dies können Sie übrigens mit jedem Behälter so machen, den Sie als Vorrat aufgefüllt haben. Bitte benutzen Sie niemals Chlor zur Desinfektion Ihres Trinkwassers oder anderem Verzehr. Es wird zwar alles schön „sauber", aber Ihre Körperzellstruktur und damit Ihr Immunsystem werden sehr stark geschädigt. Diese Schädigung können Sie sich aber in einer Krise nicht erlauben.

Aufbewahrung von Nahrungsmitteln

Wir haben uns weiter oben darüber unterhalten, dass grundsätzlich nur Lebensmittel als Vorrat angeschafft werden sollten, die Sie auch garantiert selbst verbrauchen. Das gilt mit einer Einschränkung, dass Sie diese irgendwann einmal als Tauschware nutzen können. Dieser Vorschlag gilt jedoch nur für Ware, die ein langes Haltbarkeitsdatum hat. Der Grund: da Sie Ihre Vorratshaltung so gestalten, dass Sie Produkte, deren Haltbarkeit bald abläuft, in Ihren normalen Verzehr übernehmen, tun Sie das ja eben nicht bei Dingen, die Sie nicht selbst verbrauchen. Abgelaufene Ware können Sie aber nur schlecht tauschen.

Sie werden mir auch zustimmen, dass an dieser Stelle es fast unmöglich ist, sich über die Menge der Vorräte auszutauschen, da ja jeder Haushalt anderen Beschränkungen und Möglichkeiten unterliegt.
Ich werde jedoch versuchen, in den noch folgenden Checklisten darauf einzugehen. Die wichtigste Bedingung ist jedoch die Qualität des Lagerortes. Ein sorgfältiger Umgang mit gespeicherter Nahrung ist Voraussetzung in Bezug auf Licht, Temperatur, Feuchtigkeit und Schutz gegen fremde Einflüsse, wie Ungeziefer und andere Schädlinge.

Ich kann Ihnen aus eigener Erfahrung mitteilen, dass dicke Plastiksäcke mit Zip-Verschluss für Katzenfutter keinesfalls eine Garantie gegen Verbiss durch kleine Nager darstellen. Ich bewahre deshalb meine leeren 10 kg-Fischfuttereimer mit Deckeln auf und fülle dort jeweils all das ein, was angeknabbert oder von Getreidefliegen etc. durchsetzt werden könnte.

Wenn wir davon ausgehen, dass Sie planen, Ihr eigenes Brot etc. herzustellen, empfehle ich Ihnen, Mehl oder Getreide in 1 kg-Gebinde zu kaufen und mittels eines Vakuumierers, einem Folienschweißgerät, einzuschweißen. Das hat den Vorteil, dass Sie immer die ungefähr passende Menge entnehmen und der Rest geschützt bleibt.

Auch hier kommen die leeren Fischfutter Eimer zum Einsatz, da etwa 8 eingeschweißte Kilopakete jeweils in einen Eimer passen und mittels Deckel wirklich sicher verschlossen aufbewahrt werden.
Solche Eimer mit dicht sitzendem Deckel bekommen Sie im Fachhandel oder im Internet. Sie sind definitiv ihr Geld wert.

Ich empfehle Ihnen sehr, sich einen Vakuumierer anzuschaffen, da Sie mit diesem auch wichtige Unterlagen, kleine Kleidungsstücke und Werkzeuge und vieles mehr geschützt zur Aufbewahrung vorbereiten können. Ihrem Erfindungsgeist sind da keine Grenzen gesetzt. Bedenken Sie beim Kauf, sich gleich eine ausreichende Menge an Plastikbeuteln zu kaufen.

Sie können sich sicherlich an das Kapitel über den Faraday'schen Käfig erinnern. Auch dort habe ich zum Einsatz des Vakuumierers geraten, als Schutzisolator gegen umgebendes Metall und Aluminiumfolie bei elektromagnetischen Störungen.

Was den Einsatz von großen Plastikkästen für die Aufnahme von Nahrungsmitteln betrifft, ist solange nichts dagegen einzuwenden, wie die eingelagerte Ware jeweils vorher gut verschweißt wurde. Ansonsten ist ein wirksamer Schutz in solchen Behältern nicht gegeben.

Wahrscheinlich werden Sie Konserven jeglicher Befüllung kaufen.

Ich tendiere, soweit möglich, zu Glasbehältern, wenn es darum geht, die Qualität des Inhalts visuell zu überprüfen. Bei Gemüsekonserven bin ich auch recht tolerant, wenn es um das Haltbarkeitsdatum geht. Bitte seien Sie vorsichtig mit Fleischkonserven! Jegliche Zeichen von Überdruck in der Dose (gewölbte Deckel, Durchrostungen etc.) sind ein Signal für die sofortige Aussonderung in den Müll. In einer Krise können Sie sich keine Lebensmittelvergiftung leisten. Jetzt zwar auch nicht, aber da gibt es mehr Möglichkeiten der Hilfe.

Der Vorteil einer Konservendose besteht natürlich darin, dass sich im Falle eines Erdbebens, wenn die Regale umkippen, nicht der gesamte Doseninhalt auf den Boden ergießt.

Sie könnten eventuell Ihre Regale an den Wänden befestigen, oder die Glaskonserven in Plastikkästen auf den unteren Stufen der Regale lagern. Dann füllen Sie ganz leicht die Zwischenräume zwischen den Gläsern mit Styroporflocken und verschließen die Plastikkisten mit den mitgelieferten Deckeln. Das verhindert eine Verwindung und bietet einen akzeptablen Transportschutz. Ideal ist auch, wenn Sie gleich die Artikel Ihrer Wahl in Transportkisten kaufen. Da sind die Fächer bereits vorgegeben und Sie haben eine gute Übersicht über den Stand Ihrer Vorräte. Sortieren Sie alles auf die linke Seite des Kastens. Überall, wo Sie jetzt leere Fächer finden, füllen Sie einfach neue Ware auf.

Bitte bedenken Sie, dass Sie Teller und Besteck benötigen, die sowohl bruchsicher sein sollten, als auch eventuell mehrmals wiederverwendet und dann entsorgt werden können, denn Ihr kostbares Trinkwasser ist zum Spülen zu schade.

Zubereitung ohne Strom

Die größte menschliche Meisterleistung unserer steinzeitlichen Vorfahren war der Umgang mit dem Feuer. Nach Ausfall des elektrischen Stroms knüpfen wir genau da wieder an.
Die Campingfreunde unter Ihnen haben da bereits einen enormen Vorsprung. Wir sind jedoch immer noch bei der Bail-In Situation, also im Haus. Bedenken Sie bitte, es geht hier darum INNERHALB Ihrer schützenden Mauern Speisen zuzubereiten.

Das Kochen wird zu einem Problem, wenn Sie keinen Strom haben. Da Sie ja höchstwahrscheinlich keinen Holzofen oder eine Feuerstelle haben, die das Kochen ermöglicht, brauchen Sie ein Backup. Hier sind einige Vorschläge:

Campingkocher:

Diese Geräte sind heutzutage recht praktisch konstruiert. Es gibt sie mit mehrflammiger Ausführung, so dass Sie eine komplette Mahlzeit anfertigen können. Sie funktionieren normalerweise mit Gaskartuschen oder mittels Reduktionsventil gespeist von einer großen Gasflasche.
Achten Sie unbedingt darauf, ausreichend Betriebsstoff dafür zu lagern.

Barbecue:

Eine holzbetriebene Barbecue-Anlage ist ausschließlich für die Nutzung im Freien konstruiert. Bitte betreiben Sie diese Geräte niemals innerhalb geschlossener Räume. Die entstehenden Kohlenmonoxydgase sind geruchlos und tödlich.

Es gibt auch Barbecue-Geräte, die mit Butangas betrieben werden. Sorgen Sie bei deren Betrieb auch für ausreichende Lüftung.

Raketenkocher:

Diese sind großartig für das Kochen von Eintopfgerichten. Die besten Raketenöfen sind diejenigen, die natürliche Materialien als Brennstoff verwenden, wie z. B. kleine Stöcke und kleine Stücke gespaltenen Holzes.

Bitte verwenden Sie diese Geräte ausschließlich im Freien!

Die Frage des Kochens wirft ein weiteres Sicherheitsproblem auf. Wenn Sie eine Nachbarschaft voller hungriger Menschen haben, die nicht wissen, dass Sie einen Vorrat an Lebensmitteln haben, wird der Geruch des Kochguts nach draußen dringen und unerwünschte Personen anlocken.

Hier sind einige Tipps, wie Sie kochen können, ohne die Nachbarn anzulocken:

Kochen/Zubereiten von Speisen drinnen, wann immer es möglich ist:

- Bereiten Sie Ihre Mahlzeiten zu unüblichen Tageszeiten zu, nicht zu den üblichen Essenszeiten, wie z. B. spät abends oder sehr früh morgens, wenn die Leute wahrscheinlich noch schlafen.

Wenn Sie drinnen kochen, tun Sie dies mit schwacher Leistung. Nutzen Sie Abzugshauben nur, wenn sie einen Umluftkohlefilter haben.

- Vermeiden Sie die Verwendung von Gewürzen während des Kochens und fügen diese dem Essen erst hinzu, nachdem Sie wieder ins Haus gegangen sind.
- Verwenden Sie, wann immer möglich, gefriergetrocknete Lebensmittel, um den Geruch zu minimieren (sie müssen nur mit Wasser versetzt werden).
- Garen Sie Lebensmittel in speziellen Kochbeuteln oder in Folie.
- Vermeiden Sie jede Form des Kochens, bei der Rauch entsteht (Sie können einen Thermokocher für den Innenbereich oder etwas Ähnliches verwenden).
- Halten Sie Ihre Mahlzeiten klein und vermeiden Sie es,

Essensreste in den Müll zu werfen, da dies andere darauf aufmerksam macht, dass Sie Lebensmittel haben.

- Verbrennen Sie oder recyclen Sie so viele Lebensmittelverpackungen wie möglich.

Medizinische Ausbildung

Die Fähigkeit, deren Fehlen wir nach einer großen Katastrophe am häufigsten beklagen werden, ist in der Tat die Fähigkeit, effizient Erste Hilfe leisten zu können. Es ist kein logisches Talent, das wir einfach so herausfinden können, es ist etwas, zu dem ein großer Teil der Bevölkerung keinen logischen Zugang hat und es bedeutet buchstäblich den Unterschied zwischen Leben und Tod. Ein Heilkundiger in der Apokalypse wird für die Überlebenden um ihn herum Gold wert sein. Der Unterschied zwischen einer kleinen Katastrophe und einer langanhaltenden Apokalypse besteht darin, dass Sie bei letzterer nicht die Möglichkeit haben, Ihren „Patienten" an einen Profi zu übergeben, der die Arbeit erledigt. Sie, und nur Sie, müssen in der Lage sein, die Hilfe zu verabreichen, die dieser Person hoffentlich hilft, wieder vollständig gesund zu werden oder ihr zumindest die bestmögliche Überlebenschance zu geben.

Möglicherweise können Sie nicht einmal eine Apotheke erreichen und es besteht eine gute Chance, dass dort die Vorräte ausgegangen sind oder geplündert wurden. Sie sollten Ihre Erste-Hilfe-Ausbildung auf dem neuesten Stand halten und einen sehr umfangreichen Vorrat an Erste-Hilfe-Materialien haben. Je besser Sie ausgerüstet sind, desto besser sind die Chancen, heil ein Desaster zu überstehen. Je besser Sie ausgerüstet sind und mit dieser Ausrüstung umgehen können, umso mehr qualifizieren Sie sich in Ihrer Umgebung und sind in der Lage Ihr Wissen als Tauschobjekt einzusetzen und durch diese Fähigkeit auch einen gewissen Schutz zu erlangen.

Schauen Sie sich doch mal bei YouTube um und machen sich mit den wichtigsten medizinischen Methoden vertraut. Sie sollen ja keine Herztransplantation vornehmen, aber die Fähigkeit, eine Platzwunde zu desinfizieren und zu versorgen, oder einen Bruch zu schienen, hebt sie bereits aus der Masse heraus. Es zahlt sich auch mit hoher Wahrscheinlichkeit aus, in eine zwar limitierte, doch aber brauchbare medizinische Ausrüstung zu investieren. Denken Sie daran, dass es Sie und Ihre Lieben ja auch treffen könnte. Noch eine Bemerkung zum Thema Impfen: Auch wenn ich persönlich eine sehr kritische Meinung zur Verabreichung von (nur als Notzulassung freigegebene und nicht ausreichend getestete) Impfstoffe gegen das Corona-Virus habe und wegen seines Angriffs auf die menschliche DNA auch gar nicht weiter darauf eingehen möchte, habe ich eine differenzierte Meinung zu lege Artis (nach den Regeln der Kunst) entwickelten Impfstoffen, wie Tetanus und Hepatitis A / B etc. Bei diesen Impfstoffen kann und wird es eventuell auch Reaktionen geben, die sich aber ausschließlich als Körper Reaktionen während des Kontaktes mit dem Immunsystem darstellen. Daher auch meine Anregung, sich im Hinblick auf die zu erwarteten katastrophalen, hygienischen Zustände in einer Krise, vorab vom Hausarzt gegen Hepatitis A & B impfen zu lassen. Im Gegensatz zur

Corona-Impfung handelt es sich dabei wirklich um eine eindeutig klare, verantwortungsbewusste Entscheidung. Die Tatsache, dass auch diese Impfdosen Aluminium enthalten, muss ich leider hier akzeptieren. Ich kann mich später durch Entgiftung darum kümmern, genieße aber den vollen Impfschutz eines Langzeit getesteten Medikaments.

Da wir gerade das Immunsystem ansprechen, komme ich immer wieder darauf zurück, dass es ausreichend natürliche Wirkstoffe gibt, die einen hervorragenden Schutz gegen diese Herausforderungen bieten. Bitte denken Sie auch immer wieder daran, wie wichtig ein ausgeglichenes, emotionales Immunsystem ist. Es gibt absolut nichts, was dieses System nicht zum Schutze seines Trägers erfolgreich initiieren wird. Mit EFT haben Sie eine direkte Verbindung zu den Hormonen, die diesen Schutz steuern.

Medizin im Katastrophenfall

Es bietet sich an, bereits am Anfang des Themas, entstehenden Stress aufzulösen.
Wenn Sie hier EFT einsetzen möchten: Das Gefühl, die Emotion, welche Sie beim Lesen dieses Textes jetzt verspüren, sind das Ziel der Bearbeitung. Benennen Sie diese laut, während Sie jeweils einen neuen Punkt klopfen. Bitte nutzen Sie unbedingt Ihre Vorstellungskraft!

Für jeden Ersthelfer bei einer Krankheit, einem Unfall oder einer Verletzung gibt es eine grundlegende Reihenfolge von Aufgaben, die immer befolgt werden müssen. Als Erstversorger in einer Situation, egal ob es sich um einen

Autounfall oder einen vollständigen Zusammenbruch der Zivilisation handelt, ist es Ihre Aufgabe, diese Soforthilfe unter Selbstschutz zu leisten und zwar so, dass sowohl Sie als auch Ihr Patient wohlbehalten daraus hervorgehen.

Bitte denken Sie in jedem Fall an Ihren Selbstschutz!

Aus all Ihren Handlungen besteht gleichzeitig auch eine Sorgfaltspflicht Ihrer Familie gegenüber.

Wann immer möglich, versuchen Sie einen Assistenten und / oder Partner zur Seite zu haben. Es erleichtert Ihre Aufgabe ungemein.

Was spricht zum Beispiel dagegen, mit Familienmitgliedern gemeinsam das Anlegen von Verbänden oder das Schienen und den Transport von Verletzten zu trainieren. Auf YouTube finden Sie mit Sicherheit die passenden Anleitungen.

Da Ihre Sicherheit und die Ihres „Patienten" wichtig sind und Ihr Ziel darin besteht, sicherzustellen, dass die Person, die Sie behandeln, überlebt, müssen diese Grundsätze zu Ihrem Mantra werden. Jedes Mal, wenn Sie mit der Notwendigkeit konfrontiert werden, Ihre Fähigkeiten einzusetzen, egal ob Sie Erste Hilfe leisten, ob Hilfe eintrifft, ob Sie den Patienten langfristig, sowohl physisch als auch psychisch betreuen, müssen Sie diese Schritte befolgen:

1. Beurteilen Sie die Situation. Werfen Sie einen kritischen Blick auf die Szene, mit der Sie konfrontiert sind, und suchen Sie nach Gefahren und Risiken für sich selbst oder Ihrem Patienten. Vergewissern Sie sich z. B., dass Sie nicht von Trümmern getroffen werden oder sich selbst verletzen, während Sie versuchen, Ihren Patienten zu erreichen.

2. Beseitigen Sie unmittelbare Gefahren. Bevor Sie mit der Behandlung beginnen, tun Sie alles, was in Ihrer Macht steht, um zu verhindern, dass sich die Situation verschlimmert. Ihre Sicherheit ist genauso wichtig wie die des Patienten, wenn auch Sie verletzt werden, sind dessen Überlebenschancen dahin. Löschen Sie Brände, entfernen Sie losen Schutt und bringen Sie den Patienten an einen sichereren Ort, wenn Sie den Ort selbst nicht sichern können.

3. Schützen Sie sich vor Kontamination. Da Sie noch nicht genau wissen, womit Sie es zu tun haben, sollten Sie sich schützen, bevor Sie Hilfe leisten. Eine Gesichtsmaske, feste Handschuhe und eine Schürze sind wichtige medizinische Hilfsmittel, nicht nur um zu verhindern, dass kontaminierte Flüssigkeiten mit Ihnen in Kontakt kommen, sondern auch um Ihren Patienten vor einer Kontamination durch Sie zu schützen.

4. Beurteilen Sie, ob Lebensgefahr droht. In diesem ersten Augenblick werden Sie noch nicht das volle Ausmaß der Verletzungen Ihres Patienten kennen. Was Sie jedoch zuerst wissen müssen ist, ob irgendein Aspekt der Situation das Leben des Patienten bedroht. Es nützt nichts, wenn Sie z.B. einen komplizierten Bruch diagnostizieren, währenddessen Ihr Patient in der Zwischenzeit aus einer durchtrennnten Arterie verblutet.

5. Atemwege - gibt es etwas, das den Mund oder den Rachen der Person blockiert und sie daran hindert, Sauerstoff einzuatmen?

6. Atmung - atmet der Patient normal?

7. Kreislauf - Schlägt das Herz des Patienten noch normal? Gibt es Blutungen, die stark genug sind, um eine Lebensbedrohung darzustellen?

8. Extreme Verletzungen - hat der Patient eine Hals- oder Kopfverletzung erlitten, die stabilisiert werden muss, um das Überleben zu sichern?

9. Exposition - ist der Patient irgendeiner äußeren oder umweltbedingten Bedrohung ausgesetzt, die sein Leben gefährden könnte?

10. Behandeln Sie sofort alle lebensbedrohlichen Probleme, die Sie identifiziert haben, bevor Sie mit der Diagnose und der ersten Hilfe fortfahren. Stellen Sie sicher, dass der Patient stabilisiert ist, bevor Sie mit einer tieferen Untersuchung beginnen.

11. Führen Sie eine gründliche Untersuchung durch. Ihr Patient ist möglicherweise nicht in der Lage, Ihnen seine Verletzungen mitzuteilen. Wenn er bei Bewusstsein ist, bitten Sie ihn zu sagen, was passiert ist und wo am Körper er sich verletzt hat. Dies wird Ihnen zumindest einige Informationen liefern, die Ihnen bei der Diagnose helfen, aber seien Sie sich bewusst, dass Ihr Patient sich möglicherweise nicht jeder Verletzung bewusst ist, die ihn betrifft. Nicht alle Probleme verursachen Schmerzen und einige können Taubheit oder Lähmungen verursachen. Untersuchen Sie den Körper gründlich, um sicher zu sein, dass Sie auch weniger offensichtliche Probleme erkennen und eine erste Behandlung dafür anbieten können.

12. Leisten Sie Erste Hilfe bei Wunden, Brüchen und anderen Problemen, wie Schock und Unterkühlung. Ihr Ziel ist es

hier, den Patienten zu stabilisieren, um ihm die bestmögliche Chance auf eine Genesung zu geben. Außer in extremen Fällen wird die langfristige Versorgung des Patienten wahrscheinlich an einem anderen Ort erfolgen.

13. Planen Sie eine Evakuierung. Überlegen Sie, wie Sie den Patienten an einen sicheren Ort transportieren werden und wie Sie verhindern, dass sich seine Verletzungen dabei verschlimmern.

14. Transportieren Sie den Patienten. Stellen Sie sicher, dass Ihr Patient stabil und sicher ist, bevor Sie ihn transportieren. Besonders bei Nacken- oder Rückenverletzungen kann das Bewegen der Person schwere Schäden verursachen. Möglicherweise müssen Sie in Erwägung ziehen, an Ihrem Standort einen Schutzraum zu schaffen, damit Sie den Patienten an Ort und Stelle behandeln können. Wenn Sie das Gefühl haben, dass die Person stabil genug ist, um bewegt zu werden, stellen Sie sicher, dass Sie alle gebrochenen Gliedmaßen gesichert haben und dass alle Verbände oder Wundabdeckungen an ihrem Platz bleiben.

Um das oben Gesagte leisten zu können, sollten Sie zumindest Zugang zu einigen medizinischen Hilfsmitteln haben, wie z. B. Jodlösung und Wasserstoffperoxyd zur Sterilisation, Nähnadeln und Faden, Schienen, Verbandmaterial und alles andere, was Ihnen einfällt. Versorgen Sie sich mit Literatur und erstellen dann eine Liste dessen, was Sie von diesen Artikeln haben sollten. Stellen Sie sicher, dass Sie lernen, wie Sie diese verwenden können. Ich empfehle nur das, was ohne Rezept erhältlich ist Die benötigten Utensilien bekommen Sie alle frei im Internet. Das bedeutet auch, dass Sie lernen sollten, ohne Antibiotika auszukommen.

Ein Großteil der Antibiotika hat bereits seit geraumer Zeit seine Wirksamkeit verloren. Die natürlichen Mittel, die uns die Natur zur Verfügung stellt, sind stattdessen erfolgreich wieder an deren Stelle getreten.

Kaufen Sie sich beim Fleischer eine Schweinepfote und üben Sie daran, eine Wunde fachgerecht zu nähen und zu versorgen. Üben Sie mit den Diagnosegeräten, wie Blutzucker- oder Blutdruck-Messer etc. zu arbeiten. Üben Sie bitte auch, Verbände anzulegen.

Schauen Sie sich dazu auf YouTube gute Lehrfilme an!

Sollten Sie emotionale Probleme allein schon bei diesem Gedanken haben, dann nutzen Sie ausgiebig Ihre Fähigkeiten der Taktischen Atmung und der vielen anderen Möglichkeiten von EFT.

Übrigens: die meist verbreitete Ursache, eine lebensbedrohliche Blutvergiftung zu bekommen, waren während des Wirbelsturms Kathrina Infektionen. Es waren meist kleine, schlecht oder gar nicht versorgte Verletzungen, kontaminiert durch das infizierte Wasser der Überschwemmung. Die Folge davon waren zahllose Amputationen.

Bitte denken Sie auch daran, in der Zeit, in der Sie medizinische Geräte nicht nutzen, diese gegen EMP geschützt aufzubewahren!

Alternative Hausapotheke

In Krisenzeiten wird es fast unmöglich sein, einen planbaren Zugang zu medizinischen Artikeln jeglicher Art zu haben.

Daher kann es lebensnotwendig sein, sich eine eigene "Hausapotheke" einzurichten.
Ich kann Ihnen ein ausgezeichnetes Buch empfehlen:

Titel:
„Die alternative Hausapotheke in schlechten Zeiten"
Verfasser: M.E. Neuer

Es ist als PDF-Datei erschienen und Sie können es sich kostenlos herunterladen.
Meine Anregung: Bitte drucken Sie den erfolgten Download unbedingt auch als **Papierversion** aus! Es ist ungewiss, ob Sie dann noch den digitalen Download ohne Strom lesen können.

Zum Link:
https://www.ofaatu.de/download/AlternativeHausapotheke.pdf

Persönliche Hygiene

Verschmutzung kann genauso tödlich sein wie Plünderer und Räuber. Klingt diese Aussage ungeheuerlich? Nun, in einer Welt nach dem Kollaps wird dies harte Wahrheit sein. Sorgfältige Hygiene ist die einzige Möglichkeit, Krankheiten zu bekämpfen.

Damit meine ich nicht eine übertriebene Sterilisation, sondern eine „saubere" Umgebung. Dieses Thema hat für viele an Brisanz verloren, da die meisten von Ihnen in einer hochtechnisierten Umgebung leben. Das ist überhaupt kein Spaß. Heute hat die Gesellschaft billige Seifen, Desinfektionsmittel, Toilettenartikel, Waschmaschinen, automatische Reinigungsgeräte. Aber den richtigen Umgang mit limitiertem Reinigungsmaterial in der Krise müssen viele erst noch lernen.

Nach dem Zusammenbruch dieses empfindlichen Systems kommen plötzlich neue Herausforderungen auf uns zu.

Aber in einer Welt nach dem technischen Kollaps werden diese Dinge einfach nicht mehr existieren oder in ihrer Verwendung stark eingeschränkt sein. Kleine Angewohnheiten, die Sie dann schleifen lassen, können in wenigen Tagen, ohne die richtige Pflege geradezu eklig oder sogar tödlich sein.

Außerdem müssen wir uns daran gewöhnen, die Dinge, die heute noch elektrisch erledigt werden, auf eine andere Art zu behandeln.

Es gibt eine Wahrheit über Sauberkeit, die ich immer wieder sehe: Sobald sie eingeschränkt wird, kann Ihre Gesundheit selbst durch die kleinsten Dinge lebensgefährlich beeinträchtigt werden. Wenn es keine Müllwagen gibt, vermehren sich Ungeziefer und Schädlinge explosionsartig.

Obwohl es vielleicht nicht angenehm ist, in Gesellschaft darüber zu sprechen, wird die persönliche Hygiene in einer Situation nach einem Zusammenbruch in Verbindung mit den Grundlagen von Nahrung und Unterkunft als Teil der persönlichen Sicherheit in den Vordergrund treten.

Machen Sie sich immer wieder mit dem Gedanken vertraut, dass es keinen Sinn mehr hat, auf die Wirksamkeit von Antibiotika zu hoffen. Medizinische Arroganz und kaufmännische Raffgier haben die Menschheit um die Wirksamkeit dieses Medikamentes betrogen.

Wer billiges Fleisch haben will, muss in großem Rahmen

züchten und für den ist Hygiene nur ein Kostenfaktor. Wer das tut, nimmt Krankheiten billigend in Kauf. Das soll dann mit Antibiotika effektiv und billig repariert werden. Damit nimmt man dann auch in Kauf, dass die Ausscheidungen, der mit Hormonen und Antibiotika gemästeten Tiere, in das Grundwasser gelangen und damit schließt sich der Kreis, in dem es zu einem überdosierten Medikament im menschlichen Organismus wird, das seine Wirkung verloren hat. Hier sind einige Praktiken, die Sie gesund halten werden, wenn „Nichts mehr geht". Dies sind einige ganz „normale Tipps", die eigentlich bekannt sein sollten, deren Wichtigkeit jetzt aber Garant für Ihr Überleben sein kann. Es geht hier nicht um Schaffung einer medizinischen OP-Sterilität sondern, wie bereits erwähnt, um Erfüllung des normalen Begriffs der „Sauberkeit". Das menschliche Immunsystem kann einen Großteil davon selbst erledigen. Das gilt besonders für eine virale Belastung!

Halten Sie Ihre Fingernägel und Hände unbedingt sauber. Die Fingernagelbetten beherbergen Bakterien, so dass Seife und Wasser möglicherweise nicht an sie herankommen können. Benutzen Sie in diesem Fall eine Nagelbürste. Eine vorbereitende Reinigung mit Wasser und Seife und Desinfektionsmittel ist jedoch etwas anderes, um offene Wunden zu behandeln. Beschränken Sie dies auf ein Minimum, andernfalls zerstören Sie den natürlichen Schutzfilm Ihrer Haut. Wenn Sie an all die Dinge denken, die die Hände berühren, während des Toilettengangs oder Komposthaufen bei der Gartenarbeit oder Ernte, werden sich dort sicherlich auch einige tödliche Mikroben befinden.

Es ist von größter Wichtigkeit, Infektionen und Bakterien in Schach zu halten. Wasser hat einen PH-Wert, der viele Bakterienstämme abtötet. Wenn Sie keine Seife haben, nutzen Sie einfach klares Wasser.

Mundpflege

Eine der wichtigsten Übungen, mit der Sie spätestens jetzt beginnen sollten, ist die Pflege Ihrer Zähne. Es ist noch gar nicht so lange her, da gehörte ein Abszess am Zahnkiefer zu den tödlichsten Krankheitsverläufen. Die Infektion sprang über auf das Herz, zerfraß die Herzklappen und galt als nicht heilbar. Dann kam die Antibiotika-Welle und brachte Hoffnung in das Geschehen. So lange, bis Antibiotika ihre Wirksamkeit verloren. Wir werden bald wieder dort stehen, wenn wir nicht aus unseren Fehlern lernen. Eine effektive Mundpflege ist ein Garant für eine starke Immunität. Bedenken Sie: Das Arzneimittel, dass man nicht benötigt, ist bei Weitem das wirksamste.

Wenn Sie zuckerhaltige Getränke konsumieren, stellen Sie sicher, dass Sie gleich danach Zähne und Mundhöhle reinigen. Bei säurehaltigen Speisen warten Sie bitte etwa eine halbe Stunde, bis sich das Milieu erholt hat und der Zahnschmelz nicht durch das Putzen angelöst wird. Wenn Sie jetzt einen Zahndefekt feststellen, wenn Sie ein kleines Loch oder einen lockeren Zahn haben, wäre es klug, dies umgehend reparieren zu lassen. Je länger Sie damit warten, umso schmerzhafter wird es später sein (und umso teurer wird es werden)!

Jedes Loch, jeder Riss oder jede Zahnfleischtasche beherbergt hochgiftige Bakterien. Innerhalb weniger Tage können Sie eine schwere Infektion bekommen, die septisch werden kann und Ihre Organe versagen lässt. Im Busch oder nach einem Bail-Out haben Sie sicherlich nicht den Luxus einen Zahnarzt zu finden.

Wenn Sie sich also um Ihre Zähne kümmern, indem Sie nach jeder Mahlzeit die Zahnzwischenräume reinigen und sich die Zähne putzen, oder wenigstens sorgfältig spülen, können Sie schon durch Ihr eigenes Zutun die meisten Zahnprobleme vermeiden.
Beachten Sie bitte, dass bei der Herstellung von Zahnseide von vielen Anbietern Asbest und andere aggressive Chemikalien verwendet werden. Verzichten Sie also darauf und pflegen Sie deshalb die Zahnzwischenräume mit kleinen Interdental-Bürstchen.
Bitte benutzen Sie auch keine synthetischen Zahnspülungen! Diese zerstören nur die gesunde Mundflora. Es gibt preiswerte natürliche Spüllösungen. Mein Mittel der Wahl sind ca. 5 Tropfen Lugolsche 5% Jodlösung in ein Glas Wasser und damit eine Minute Gurgeln und die Mundhöhle spülen. Der Geschmack sollte hier nebensächlich sein, Sie können aber einen Schluck Apfelessig zufügen. Obwohl ich normalerweise den Verzehr von Jod sehr befürworte, schlucken Sie bitte diese Mundspülflüssigkeit nach dem Gurgeln nicht hinunter.

Eine andere hervorragende Lösung ist, drei Esslöffel 3% Wasserstoffperoxyd in einem Glas zum Spülen und Gurgeln. Auch diese Spülflüssigkeit bitte nicht schlucken.

Ätherische Öle und Dinge wie Zwiebeln, Nelken, Limette, Knoblauch und Pfefferminze sind natürliche, antivirale und antiseptische Mittel. Verwenden Sie diese in Ihren Mahlzeiten als eine Pflege „von innen“.

Bitte beachten Sie, dass Sie keine wurzelbehandelten Zähne im Mund behalten. Lassen Sie diese UNBEDINGT entfernen. Sie sind die tickenden Zeitbomben in Ihrem Körper. Es würde hier den Rahmen sprengen, näher auf dieses Thema einzugehen. Beachten Sie bitte im Anhang meine Literaturempfehlungen.

Fußpflege

Die richtige Fußpflege ist sehr wichtig, denn lange Wanderungen, Arbeiten im Garten oder einfach nur Arbeiten im Hof erfordern gesunde Füße. Jegliche Art von Blasen oder Wunden müssen sofort behandelt werden, da sie sich sonst zu größeren Problemen entwickeln können. Blasen betreffen viele Hautschichten, daher ist es wichtig, sie schnell zu behandeln, damit Sie nicht subdermal eine Infektion bekommen. Aus diesem Grund sollten Sie ausreichend Blasenpflaster im Gepäck und auch im BOP mitführen. Ich empfehle das Tragen von gutsitzenden Stiefeln oder Wanderschuhen, die Sie pflegen sollten und ein Paar guter Socken. Wenn Sie den ganzen Tag unterwegs sind, nehmen Sie ein zweites Paar Socken mit und wechseln Sie diese aus, um die Füße frisch und trocken zu halten. Das Auffrischen der Stiefel und Füße am Ende des Tages geschieht mit Natron oder Backpulver gemischt mit einigen ätherischen Ölen.

Es wird Bakterien töten und alles riecht gut.

In diesem Buch einen detaillierten Medizin-Ratgeber zu veröffentlichen, würde den Rahmen bei Weitem sprengen. Einer der wohl fundiertesten Allgemeinmediziner (mein Mentor) ist

Dr. Sircus. Seine Veröffetlichungen finden Sie (zum Teil) auch in deutscher Sprache unter www.drsircus.com.

Ich empfehle Ihnen wärmstens sich mit seinen Veröffentlichungen zu beschäftigen.

Ordnungsgemäße Entsorgung von Abfällen

Das Beste, was Sie während einer Krise ohne normale Müllentsorgung und Toilettenleerung tun können, ist selber für die penible Entsorgung Ihrer Abfälle zu sorgen. Dies gilt besonders für Lebensmittelreste, Kochgut, Müll und persönliche Abfälle, die sich zersetzen können. Trennen Sie diese Abfälle von synthetischem oder nicht verrottendem Gut und vergraben Sie Fäkalien, etc. fernab von Wasserquellen und vor allem weit entfernt von Nahrungspflanzen. Bestreuen Sie sie mit Kalk, um die Zersetzung zu fördern. Dies ist sehr wichtig! Fragen Sie im Baufachhandel nach ungelöschtem Kalk und wie man damit umgeht (sehr vorsichtig!).

Bitte setzen Sie die richtigen Hygienepraktiken soweit wie möglich penibel in die Tat um. Verwenden Sie einen bestimmten Bereich ausschließlich für Abfälle. Es gibt eine ganze Reihe von Verwendungsmöglichkeiten für Urin, aber verwenden Sie Ihre persönlichen Fäkalien nicht für irgendetwas. Ich weiß, dass auf vielen Survival-Seiten gesagt wird, dass man Ihren und den Kot von Haustieren auf den Komposthaufen werfen soll. Tun Sie das aber bitte nicht.

In einigen Ländern hat man Generatoren, die angeblich mit Fäkalien laufen. Während dies nur teilweise wahr ist, handelt es sich um ein Missverständnis. Diese Stoffe werden im

Generator umgewandelt und nicht als Brennstoff benutzt. Es braucht zu viel teuren Kraftstoff und Energie, um den Harnstoff und Fäkalien in Wasserstoff zu verwandeln, und es ist eine komplexe, chemische Reaktion.
Verwenden Sie zum Reinigen Regenwasser oder nur frische, fließende Wasserquellen. Handwaschbecken und gemeinsam genutzte Wannen oder sogar Pools, etc. können in Zukunft gefährlich werden. Verwenden Sie immer fließendes Wasser, um Parasiten und durch Wasser übertragene Krankheiten so weit wie möglich zu vermeiden. Über die Verwendung von Chlor und dessen Derivaten sollten Sie wissen, dass es niemals mit Ihrer Körperoberfläche in Kontakt kommen darf. Chlor zerstört Ihr Immunsystem und gerade dies wird in dieser Zeit so dringend benötigt. Durch Chlor werden alle natürlichen Zersetzungsprozesse unterbunden. Ich vertrete damit eine andere Meinung, als der Mainstream. Aber vielleicht kann ich Sie mit meinem alternativen Ansatz überzeugen, denn in einer Krise ist es kontraproduktiv, sein Immunsystem weiter zu schwächen. Und genau das tut Chlor auf eine perfekte Art. Es wird in Krisen schwieriger sein, sauber zu bleiben und eine saubere Umgebung vorzufinden, aber mit ein paar guten Praktiken, können wir Krankheiten aufgrund von Verunreinigungen durch Bakterien und Viren bekämpfen. Der beste Weg besteht darin, ausreichend Vorräte dafür anzulegen und sich diese Hygienegewohnheiten dauerhaft anzueignen.

Resümee

Der Ratgeber, den Sie in Händen halten, ist bei Weitem nicht so komplett, wie Sie es in schwierigen Zeiten benötigen.

Es geht auch nicht darum „komplett“ zu sein. Es geht darum, ein Verständnis für gewisse Abläufe zu erlangen, analog derer Sie Auswege finden können. Das, was Sie überleben lässt, ist letztendlich das Vertrauen in die Dinge! Vielleicht können Sie das gerade nicht glauben. Aber dieses Vertrauen ist die einzige Chance, gesund und lebendig einen neuen Morgen zu erleben. Jeglicher Zweifel wird Sie untergehen lassen, das ist erfahrungsgemäß sicher. Aber Ihr Vertrauen wird Sie stärken und leben lassen. Sie brauchen nicht gläubig zu sein! Einzig und allein offen zu sein für die wunderbaren Möglichkeiten des Universums, für die optimale Erfüllung Ihrer Wünsche und Erwartungen. Dies wird Ihnen die Türen öffnen. Seien Sie bereit für die wahrscheinlich größte Prüfung der Menschheit! Es ist nicht so, dass da etwas Überraschendes auf uns niederstürzt. Es geschieht langsam und begleitet uns schon seit Jahren. Alleine, es nicht glauben zu wollen oder zu können, sind die Fallen, in die so viele Menschen stolpern. Wir haben jeden Schritt dieses Niedergangs bereits offenen Auges miterlebt und haben es gutgeheißen, wie unsere Gesetze, die uns Schutz und Recht garantieren sollen, gegen uns und unsere Freiheit verdreht wurden. Es gibt dort draußen Menschen, die werden erst dann wach, wenn alles in Scherben liegt. Aber auch aus der Asche gibt es einen Aufstieg! Glaube und Hoffnung werden allen, die sich darum bemühen, einen neuen Weg eröffnen. Und dieser Weg führt ins Licht.

Je enger sich das Band der Manipulation und Zerstörung um unser Schicksal legen will, desto mehr schließt sich das Gute zusammen und bildet eine neue Menschheit aus Vertrauen,

Hoffnung und Liebe. Dieses Band ist so stark, dass niemand es je zerstören kann. Es ist nicht die Menge, die dies ausmacht, es ist alleine die Qualität des neuen Seins.

Logistik

Es gibt einen Grundvorrat, der sich sehr leicht anpassen lässt.

Hier möchte ich Ihnen einige Anregungen für den Aufbau Ihrer Vorratskammer vorstellen, die sich ganz leicht Ihren besonderen Bedürfnissen anpassen lässt:

Notfall-Nahrungsmittel auf Vorrat

Wie schnell Ladenregale geplündert werden, haben wir seit Auftreten des ersten Corona-Lockdowns erlebt.

Es kann jederzeit schnell passieren, dass Sie und Ihre Familien ohne sichere Versorgungsquellen dastehen. Auch wenn Sie nicht in einem abgelegenen Bauernhaus leben, ist es einfach und klug, sich einen Vorrat für den Notfall anzulegen.
Ich stelle Ihnen eine (nicht komplette) Liste zusammen und erläutere, worauf Sie beim Kauf und bei der Lagerung achten sollten.

1. Mehl / Getreidekörner

Mehl ist ein Grundnahrungsmittel in der modernen Ernährung, aber es gibt ein paar Dinge zu beachten, bevor man losrennt und große Tüten davon kauft. Erstens: Weizenvollkornmehl lässt sich nicht gut lagern. Die Öle wurden beim Mahlen freigesetzt und es kann schnell ranzig werden. Zweitens bietet Weißmehl wenig Nährwert. Aus diesen Gründen ist es am besten, Dinkel, Roggen und andere „alte Sorten“, wie Emmer und Nackthafer zu kaufen, die sich gut lagern lassen und ihren Nährwert beibehalten und diese dann in 1-Kilo-Packs zu lagern. Später können dann sie dann leicht mit einer Handkurbelmühle zu Mehl verarbeitet werden, sie können ganz als heißes Müsli gekocht werden, oder es können Suppen und Eintöpfen hinzugefügt werden. Getreidekörner können auch ausgesät werden. Für Pizzateige empfehle ich Hartweizenmehl und auch Kichererbsen als Trockenfrucht zu lagern. Ich empfehle ebenfalls, diese 1-Kilo-Gebinde mittels des bereits oben beschriebenen Vakuumierers einzuschweißen.

2. Salz

Salz ist so viel mehr als nur ein Gewürz. In einer Überlebenssituation ist es unerlässlich, um Lebensmittel zu konservieren. Es kann zum Salzen von Fleisch und zum Einlegen oder Konservieren von Gartenprodukten verwendet werden. Ihr Würzsalz sollte unbedingt ein gutes Stein- oder Meersalz sein, das nicht raffiniert und auch nicht jodiert ist. Sie benötigen diese Qualität, um Ihre Versorgung mit Mineralien sicherzustellen.

3. Zucker

Auch wenn Sie in „normalen“ Zeiten einen sehr moderaten Zuckerkonsum haben sollten, ist dies ist ein weiteres wichtiges Konservierungsmittel. Mit ausreichend Zucker ist es einfach, Obst und Marmelade für den Winter einzukochen.

4. Honig

Honig ist mehr als nur ein Leckerbissen! Er ist ein natürliches Konservierungsmittel, stärkt das Immunsystem, ist antibakteriell und wirkt gegen Pilze. Es kann wirksam als Verbandsauflage verwendet werden. Er hat eine lange Lagerzeit. Achten Sie darauf, dass Sie nur echten Naturhonig kaufen!

5. Natron / Natrium Bikarbonat

Es ist billig und es lohnt sich absolut, sich damit einzudecken. Es ist ein wichtiges Backtriebmittel in vielen Rezepten und kann mit etwas Essig kombiniert und anstelle von Eiern schnell in Broten und Kuchenrezepten verwendet werden. Es ist auch ein gutes, natürliches Reinigungs- und Desodorierungsmittel. Sie sollten ca. 5 kg davon bevorraten (einschweißen in 1 kg-Gebinden).
Informieren Sie sich im Internet über alle Anwendungsmöglichkeiten.

6. Backpulver

Ein weiteres Triebmittel, Backpulver, ist ein wichtiger Bestandteil vieler Rezepte. Es ist außerdem billig und leicht zu lagern.

7. Trockenhefe

Es kann ratsam sein, sowohl Brothefe als auch Hefe zum Brauen von Bier oder Wein zu lagern. Wenn Sie diese vorrätig haben, ist es wichtig zu lernen, wie man Sauerteig oder wilde Hefe ansetzen kann, damit Sie Ihr eigenes Brot backen können, auch wenn Ihr Vorrat zu Ende geht.
Sie können auch bereits fertige Sauerteigmischungen kaufen.

8. Dehydrierte Milch

Sie ist vielleicht nicht so schmackhaft wie frische Milch, aber dehydrierte Milch als Milchpulver kann in einer Überlebenssituation wichtige Fette und Proteine zu Ihrer Ernährung hinzufügen. Sie ist auch wichtig für viele Rezepte, die mit Wasser einfach nicht möglich wären, und hält sich außerdem sehr lange. Wahrscheinlich bekommen Sie aber nur Pulver von entrahmter oder gar fettarmer Milch.

9. Schmalz

Heutzutage wird empfohlen, Schmalz einzufrieren, aber vor nicht allzu langer Zeit wurde es üblicherweise nur in Einmachgläsern oder Töpfen aufbewahrt und sogar zum Konservieren von Fleisch verwendet. Wenn Sie zu Hause selber Schmalz herstellen, stellen Sie sicher, dass Sie es schmelzen und alle verderblichen Teile entfernt werden.

10. Pflanzenöl (Olive, Kokosnuss, etc.)

Pflanzenöl fügen wichtige gesunde Fette zu einer Survival-Diät hinzu. Es eignet sich auch für viele Kräuterzubereitungen und Seifen.

Öl hält sich nicht ewig, also ist es eine gute Idee, Ihren Vorrat regelmäßig zu wechseln oder zumindest regelmäßig zu überprüfen und sicherzustellen, dass Ihre Öle nicht ranzig geworden sind.

Bitte beachten Sie, zum Braten kein Olivenöl zu benutzen (max. 160 Grad). Kokosöl oder Butterschmalz sind hier die Mittel der Wahl. Auch haben sie eine längere Aufbewahrungszeit.

Kaufen Sie auch einen 5-Liter-Kanister Sonnenblumenöl zur Herstellung von Öllampen.

Heben Sie einige kleine Gläser auf und stechen ein Loch in den Deckel. Hierdurch ziehen Sie einen Lampendocht (im Notfall tut es ein Wollfaden). Fertig ist die Öllampe. Kerzendochte bekommen Sie im Internet oder in Bastelläden.

11. Getrockneter Mais (Essqualität)

Kann getrocknet, gemahlen und als Getreide verwendet werden, nicht als Zuckermais. Sie halten sich praktisch ewig und sind leicht zu mahlen, um Maisbrot, Tortillas, Grütze usw. herzustellen. Heben Sie einige Körner auf, um später bei Bedarf mehr davon anzubauen.

12. Nudeln

Nudeln sind die klassische Notfallnahrung.

Sie können zwar immer Ihre eigenen Nudeln machen, aber im Notfall ist es praktisch, ausreichende Mengen portioniert vorrätig zu haben. Sie bieten eine schnelle und sättigende Mahlzeit, außerdem sind sie relativ leicht und einfach zu lagern. (Bitte Portionsweise einschweißen)

Gibt es auch als Vollkorn- bzw. Dinkelnudeln

13. Müsli

Viele Familien sind daran gewöhnt, Müsli zu essen, aber es ist auch wichtig, weil es angereichert ist. Die meisten Cerealien enthalten einen großen Teil des täglichen Vitaminbedarfs. (Bitte Portionsweise einschweißen.)

14. Müsliriegel

Bilden einen guten Notvorrat. (Immer als 5-er-Pack einschweißen).
Eignet sich ausgezeichnet auf Wanderungen.

15. Instant-Kartoffeln / Kloßmehl

Instant-Kartoffeln und Kloßmehl bieten eine Menge Vorteile für wenig Geld. Sie sind sättigend, billig, halten praktisch ewig und sind leicht und nehmen in der Lagerung wenig Platz ein. Außerdem benötigen sie nur kochendes Wasser, so dass Sie bei der Zubereitung nicht viel Brennstoff verbrauchen.

16. Kekse

Kekse können helfen, in einer Überlebenssituation ein Gefühl der Normalität zu schaffen. Sie sind auch großartig, um Mahlzeiten zu strecken. Suppen sind mit einer Handvoll Cracker viel sättigender.

17. Fleisch- / Fischkonserven (Huhn, Truthahn, Thunfisch, Lachs)

Fleisch- und Fischkonserven sind praktisch und erfordern kein Kochen oder zusätzliches Wasser. Sie können zu jeder Mahlzeit hinzugefügt oder einfach so gegessen werden.

18. Getrocknetes Fleisch / Corned Beef

Fleisch- und Fischkonserven sind gesund und schmackhaft. Selbst als Vegetarier / Veganer sollten Sie reichlich davon bevorraten. Es sind ausgezeichnete Tauschmittel.

19. Gewürze

Gewürze sind sowohl für die täglichen Mahlzeiten als auch für die Lebensmittelkonservierung wichtig. Jeder wird die Lebensmittelvorräte sehr schnell „satthaben“, wenn es keine Gewürze für verschiedene Mahlzeiten gibt. Halten Sie die vorrätig, die Ihre Familie liebt und regelmäßig verwendet, sowie solche zum Einmachen, z. B. Einlegegewürze.

20. Bohnen

Während sie ziemlich viel Zeit zum Einweichen und Kochen benötigen, sind sie leicht zu lagern, sehr billig und voller Proteine. Eine weitere Überlegung ist, dass sie in einer langfristigen Überlebenssituation leicht angepflanzt werden können, um die Nahrungsvorräte wieder aufzufüllen.

21. Bouillonwürfel

Obwohl sie nicht so nährstoffreich wie Knochenbrühe ist, kann es sich dennoch lohnen, Bouillon zu lagern. Für wenig Geld und Platz fügt sie den Mahlzeiten eine Menge Geschmack hinzu. Sie kann mit Reis vermischt, für Soßen oder Bratensoßen verwendet oder sogar mit Instant-Kartoffeln gekocht werden.

22. Fertiggerichte

Es gibt eine Menge von Fertiggerichten, die Sie in Ihre Kollektion aufnehmen sollten. Nur mit heißem Wasser zubereitet, haben Sie ganz schnell ein wertvolles Gericht.

23. Linsen

Obwohl sie oft übersehen werden, sind Linsen eine ausgezeichnete, vielseitige Proteinquelle. Sie sind außerdem leicht und kochen viel schneller als Bohnen.

24. Reis

Er ist großartig für sättigende Beilagen oder als Basis für eine einfache Mahlzeit. Wenn Sie sich mit Reis eindecken, bedenken Sie, dass brauner Reis zwar viel nahrhafter, aber seine Haltbarkeit viel kürzer ist - etwa ein Jahr. Das liegt daran, dass dem weißen Reis durch die Verarbeitung ein Großteil der natürlichen Öle und Proteine entzogen wurde, die im braunen Reis enthalten sind.

Packen Sie Reis immer in max.1 kg-Rationen ab und schweißen diese ein.

26. Haferflocken

Haferflocken sind eine weitere großartige Option, um andere Lebensmittel zu strecken. Sie können zum Beispiel mit Fleisch oder Bohnen gemischt werden, um Burger zu machen, oder in Brotrezepte eingearbeitet werden. Natürlich sind sie auch ein großartiges, herzhaftes Frühstück für kaltes Wetter, kombiniert mit etwas Trockenobst und Nüssen oder Samen.

27. Samen (Kürbis, Flachs, Chia, Sonnenblumen)

Viele Samen bieten tonnenweise Nährstoffe und sind leicht, einfach zu lagern und mit ein wenig Salz oder Gewürzen lecker. Chia- und Leinsamen sind bekannt für ihre Omega-3-Fettsäuren. Paranüsse sind wichtige Lieferanten von Selen. Sie sollten jedoch luftdicht verschweißt sein, da sie schnell altern.

28. Nüsse

Die Aufbewahrung von Nüssen und/oder Studentenfutter kann eine ausgezeichnete Wahl für einen schnellen, proteinreichen Snack sein, ohne dass man kochen muss. Achten Sie aber unbedingt darauf, sie unter Luftabschluss zu lagern, da sie ranzig werden können.

29. Nutella oder Mandelcreme

Besonders wenn Sie Kinder haben, kann Nutella ein Gefühl von Normalität und schnellem Protein bieten. Wenn Sie eine Mühle haben, können Sie Haselnüsse oder Mandeln auch lagern und nach Bedarf verarbeiten.

30. Getrocknete Früchte

Im Laden gekauftes Trockenobst kann ziemlich teuer sein, aber es ist leicht, es zu Hause herzustellen. Schneiden Sie das Obst Ihrer Wahl einfach in ziemlich kleine Stücke und dörren es im Backofen.

31. Gemüse in Dosen

Gemüse in Dosen hat sicherlich seine Berechtigung, aber dehydriertes Gemüse ist oft eine gute Wahl, weil es leicht ist und viel weniger Platz einnimmt. Mais, Paprika und Tomaten sind alles gute Optionen. Genau wie bei Obst ist es günstiger, diese zu Hause herzustellen.

32. Obst- und Gemüsekonserven

Sie sind voll von wichtigen Vitaminen und halten sich über

einen längeren Zeitraum. Außerdem enthalten sie in der Regel ziemlich viel Flüssigkeit als eine weitere kleine Quelle von sauberem Wasser. Tomaten sind besonders wichtig, entweder gewürfelt oder ganz, da sie für eine Vielzahl von Gerichten, Gewürzen und Soßen verwendet werden können.

Allgemeine Regeln zur Aufbewahrung von Konserven

Bitte beachten Sie akribisch den Zustand Ihrer Konserven!!!
Dosen mit gewölbtem Deckel bitte sofort aussortieren, ohne sie zu öffnen.
Falls Sie irgendwo Schimmel entdecken, vernichten Sie die gesamte Portion oder Konserve!

33. Nudelsoße

Nudelsoße und eine Portion Nudeln sind eine der schnellsten und einfachsten Mahlzeiten, die man im Notfall zubereiten kann. Sie kann auch für eine Vielzahl anderer Mahlzeiten verwendet werden.

34. Kaffee

Vielen Menschen würde es schwerfallen, auf ihren Morgenkaffee zu verzichten, selbst in einer Notsituation. Wenigstens etwas Kaffee vorrätig zu haben, kann eine harte Zeit ein wenig leichter machen.
Jedenfalls ist es ein gutes Tauschmittel!

Kaffeesatz kann dann im Garten oder zum Schrubben von Gegenständen wiederverwendet werden. Sie können ihn sogar in selbstgemachte Seife geben, um einen eingebauten Schrubber zu erhalten.

35. Tee

Auch wenn Sie normalerweise keinen Tee trinken, ist es eine gute Idee, welchen zu lagern. Tee nimmt sehr wenig Platz ein und bietet einen geschmackvollen Koffeinschub. Außerdem ist Tee antibakteriell und kann zur Reinigung kleinerer Schnittwunden verwendet werden. Kräutertees sind auch wegen ihrer vielen medizinischen Anwendungen eine gute Idee.

Diese Grundnahrungsmittel aus der Speisekammer sind wirklich wertvolle Nahrungsmittel für den Notfall. Egal, wo Sie leben oder in welcher Situation Sie sich befinden, es ist wichtig, für den Katastrophenfall vorbereitet zu sein. Nährstoffreiche Lebensmittel vorrätig zu haben, kann dazu beitragen, dass Ihre Familie gesund und glücklich bleibt, egal was in der Welt um Sie herum vorgeht.

BITTE VERGESSEN SIE DAS TIERFUTTER NICHT!

Passen Sie die folgenden Listen Ihrer persönlichen Situation an!

Ich empfehle eine Minimale Versorgung von 2.500 Kcal/ Erwachsenem pro Tag.

https://survival-kompass.de/vorratskalkulator/

Einen Grundnahrungsmittelvorrat berechnen

Wie viele Personen leben in deinem Haushalt?

Wie viele Tage an Vorrat möchten Sie berechnen?

Die empfohlene Mindestdauer vom Bundesamt für Bevölkerungsschutz und Katastrophenhilfe beträgt 10 Tage. Ich empfehle, mindestens 30 Tage anzustreben.

Für 31 Tage berechnet für 1 Person

Getreideprodukte, Brot, Kartoffeln, ca. 10,85 kg

Beispiel	Menge	Kcal Menge	Kcal je 100g
Vollkornbrot (verpackt)	2201 g	4371	198
Zwieback	899 g	3379	375
Knäckebrot	2201 g	7099	322
Nudeln, trocken	1116 g	4030	362
Reis, trocken	558 g	1953	351
Hafer-/ Getreideflocken	1674 g	5921	354
Kartoffel, roh	2201 g / geschält	1612	73

Obst, ca. 7,84 kg

Beispiel	Menge	Kcal Menge	Kcal je 100g
Kirschen im Glas	1550 g	1333	86
Birnen in Dosen	558 g	372	64
Aprikosen in Dosen	558 g	372	68
Mandarinen in Dosen	775 g	651	83
Ananas in Dosen	775 g	527	67

Beispiel	Menge	Kcal Menge	Kcal je 100g
Haselnusskerne	434 g	2821	650
Trockenpflaumen	558 g	1209	21
Frischobst (Apfel, Birne, Banane, Orange)	2201 g	1581	82,5

Gemüse und Früchte, ca. 12,46 kg

Beispiel	Menge	Kcal Menge	Kcal je 100g
Bohnen in Dosen/Gläsern	1767 g	279	16
Erbsen/Möhren in Dosen/ Gläsern	1984 g	961	48
Rotkohl in Dosen/Gläsern	1550 g	310	19
Sauerkraut in Dosen/Gläsern	1550 g	248	16
Spargel in Dosen/Gläsern	899 g	155	16
Mais in Dosen/Gläsern	899 g	682	76
Pilze in Dosen/Gläsern	899 g	279	31
Gurken in Dosen/Gläsern	899 g	186	21
Rote Beete in Dosen/ Gläsern	899 g	310	34
Zwiebeln frisch	1116 g	310	28

Fisch, Fleisch und Eier, ca. 5,301 kg

Beispiel	Menge	Kcal Menge	Kcal je 100g
Thunfisch in Dosen	341 g	341	100
Ölsardinen in Dosen	217 g	496	221
Heringsfilet in Soße / Konserve	217 g	434	203
Corned Beef in Dosen	558 g	713	126
Bockwurst im Glas/Dosen	651 g	1736	267
Kalbsleberwurst im Glas/ Dosen	651 g	2263	345
Dauerwurst (z.B. Salami)	806 g	3038	375
Eier Gewichstsklasse M (à 60 g Einkaufsgewicht)	31 Stück o. Schale	1612	137

Fette und Öle, ca. 1,209 kg

Beispiel	Menge	Kcal Menge	Kcal je 100g
Butter oder Margarine	558 g	4030	720
Öl, Olivenöl	0,65 L	5766	884

Der Kalkulator beruht auf den Empfehlungen von der Website: ***www.ernaehrungsvorsorge.de*** (betrieben von der Bundesanstalt für Landwirtschaft und Ernährung (BLE)).

Alle Grammangaben bei Gläsern und Dosen beruhen auf dem Abtropfgewicht.

Berechnen Sie den benötigten Wasservorrat

Berechnung für 1 Person

Wie viele Tage an Vorrat möchten Sie berechnen?

Die empfohlene Mindestdauer vom Bundesamt für Bevölkerungsschutz und Katastrophenhilfe beträgt 10 Tage.
Ich empfehle 30 Tage anzustreben.

Ergebnis:

1 Person benötigt für 30 Tage ungefähr: 75 Ltr

2.5 Liter Wasser/Tag

bbk.bund.de und die meisten anderen seriösen Quellen empfehlen ungefähr die folgenden Mengen Wasser pro Tag aufzubewahren:

- Trinkwasser: 1,5 Liter pro Person
- Hygiene: 0,5 Liter pro Person
- Kochen: 0,5 Liter pro Person

Beachten Sie bitte, dass diese Mengen ein absolutes Minimum für das Überleben sind. Die meisten deutschen Haushalte verbrauchen ungefähr 217 Liter Wasser pro Tag (**Quelle**).

Besser sind daher 4 Liter pro Person und Tag für Trinkwasser, Hygiene und Kochen. Im Sommer verbraucht man zum Beispiel mehr Wasser als im Winter. Wer stark arbeitet, dessen Körper braucht mehr Wasser.

Die Grundsatzregel lautet:

Es bringt nichts, viel mehr Nahrung zu lagern, als Wasser zur Verfügung steht.

Der Bail-Out Rucksack

Die Dokumentenmappe: wichtige persönl. Dokumente	✔
Zeugnisse	
Diplome	
Bankunterlagen / Kredite	
Geburtsurkunden	
Verträge	
Geld in kleinen Scheinen	
Silbermünzen	

Notgepäck pro Person	✔
Mikronährstoffe: Iod, Vitamine, Vitamin Präparate etc.	
Persönliche Medikamente	
Schutzkleidung	
Schlafsack	
Unterwäsche	
Strümpfe	
festes Schuhwerk, wasserfest	
Essgeschirr	
Thermoskanne / Becher	
Wundversorgung	

Notgepäck pro Person	✔
Dosenöffner	
Taschenmesser, Letherman Tool	
feste Kleidung	
f. Winter	
f. Sommer	
Taschenlampe	
Seil / Kordel	
Schutzhelm / Kopfbedeckung	
Atemschutz / Schutzbrille	
Arbeitshandschuhe	
Handy	
Sonnenbrille	
Regenponcho	
wichtige Schlüssel	
Pfefferspray, Trillerpfeiffe etc.	
Walkie Talkie / Handy	
Landkarte, Kompass	
Wasserflasche	
Müsliriegel, Notnahrung	
Wasser, Filter	
Rettungsdecke gold/silber	
Thermoauflage	
Solar-Ladegerät	
Light-Sticks	
Hygiene-Artikel	
Schutzhelm / Kopfbedeckung	

Notgepäck pro Person	✔
Feuerzeuge und Nachfüllung	
Streichhölzer	
Moskitonetz	
Haushaltskerzen	
Teelichter	
Stumpen	
Lampenöl	
Petroleum	
Dochte	
Streichhölzer	
Feuerzeuge und Nachfüllung	
Brenner	
Laterne, Patroleum	
Taschenlampe, Batterie	
aufladbare Batterien	
Campingkocher	

Energieausfall / EMP	✔
Gaskartuschen	
Gaskocher	
Feueranzünder Blöckchen	
Heizgeräte	
Ladegeräte	
Wasserfilter / Nachfüll-Filter	
Feuerlöscher	
Rauchmelder	

Energieausfall / EMP	✔
Löschdecke	
Wassereimer	
Schlauch	
Atemmasken	
Schutzbrillen	

Das sollten Sie für den Fall eines EMP / HEMP sicher isoliert und verstaut haben:

Faraday'scher Käfig	✔
Laptop-PC mit Flash-Laufwerk & CD-Rom-Player	
Mäuse	
Smartphone / I-Phone / Android	
I-Pad / Android-Tablets	
Kindle, E-Book-Reader	
Netz / Solar-Ladegeräte	
Backups Ihrer wichtigen Daten, Bibliothek für den Notfall	
PDF - Literatur als Bibliothek	
Extreme SD-, Micro SD-, USB-Speichergeräte und Adapter Sticks	
Luftband-, AM-, FM und/oder Kurzwellenfunkgeräte	
Amateurfunk-, CB-, NOAA-, GMRS/FRS-, MURS-, Marine	
Walkie Talkie, Notfunkgerät	
Ladegeräte für Funkgeräte	

Faraday'scher Käfig	✔
Wiederaufladbare Batterien, Normale Heavy Duty Batterien	
Solar-Batterie-Ladegeräte, Solar-Arrays und 12-V-DC-Laderegler	
Batteriediagnosegeräte und Ladetester	
Solarmodule, Solar-Laderegler, Transformatoren, Batterien	
Verkabelung und Batteriemessgeräte	
LED-Taschenlampen und Beleuchtung	
Taschenlampen älterer Bauart brauchen Sie nicht zu schützen	
Extra Sicherungen für Elektronik und Hauselektrik	
Extra Teile für elektronische Generatoren	
Reparaturteile für Autos, Lastwagen, Traktoren usw.	
Komponenten der Fotoausrüstung	
Nachtsichtgeräte und andere elektronische Optiken	
Elektrische Zahnbürste mit Austausch-Köpfen	
Reserve-Alarmanlagen und Ausrüstung zur Überwachung (12V oder stromfrei)	
Strahlungsmessgeräte	
Strahlendosiometer und Ladegeräte	
Bluttestgeräte, O2-Konzentratoren, Hörgeräte usw. incl.Batterien	
Elektr. Rasierapparat, Epilierer	
Haartrockner	
Hörgeräte und ausreichend Batterien	

Faraday‘scher Käfig	✔
Bluttestgeräte, O2-Konzentratoren, Hörgeräte usw. incl.Batterien	
Elektrische Zahnbürste mit Austausch-Köpfen	
Elektr. Rasierapparat, Epilierer	
Hörgeräte und ausreichend Batterien	
Haartrockner	
Akkubetriebene Werkzeuge incl. Spez. Ladegeräte	
Bohrmaschinen	
Sägen	
Schweißgerät	
Panzerband / Universalkleber	

Hygieneartikel	✔
Bürste	
Haarschere	
Rasierer	
Ersatzklingen	
Rasierschaum	
Haushaltpapier	
Spültücher	
Trockentücher	
Kosmetikspiegel	
Mückenabwehr	
Natron	
Schnellkleber	
Wasserstoff Peroxyd 3%	

Hygieneartikel	✔
Handseife	
Handdesinfektion	
Haarwaschmittel	
Spülung / Peroxyd 3%	
Zahbürsten	
Zahnpasta 1	
Zahnpasta 2	
Mundspülung	
Waschmittel weiß	
Waschmittel bunt	
Geschirrspülmittel	
Wäschespülung	
Toilettenpapier	
Einweggeschirr	
Müllbeutel	
Gummihandschuhe fein	
Gummihandschuhe fest	
Gummihandschuhe mittel	
Spülschwämme rauh	
Flächen-Desinfektion	
Campingtoilette Ersatzbeutel	
Campingtoilette Flüssigkeit	
Tampons	
Slip-Einlagen	
Körper-Creme/Öl	
Kamm	

Medizinische Vorsorge

Ich gehe von der Erwartung aus, dass es im Katastrophenfall keine Möglichkeit zu einer geordneten medizinischen Versorgung kommt. Vor allen Dingen werden Antibiotika (da wo noch wirksam) wohl kaum noch zu bekommen sein. Die unten aufgeführte Liste wird Sie (zusammen mit der dazu passenden Literatur, bzw. Information und Training) relativ autark machen. Die Liste ist jederzeit erweiterbar.

Medizinische Artikel / Hausapotheke	✔
DIN-Verbandskasten	
Verbandsmaterial	
Elastische Binden	
Cool-Pacs	
Gummihandschuhe	
Rettungsdecken gold/silber	
Augenbadewanne	
Fieberthermometer	
Splitterpinzette	
Blutdruckmesser	
Klistier	
Blutzuckertester & Sticks	
Spritzen/ Infusionsbesteck	
Stauriemen	
Wasserstoff Peroxyd 3%	

Medikamente - verordnet	Einnahme	✔
Schilddrüse		
Herz		
Cholesterin		
Kopfschmerz		
Gelenke		
Blutzucker		
Blutverdünner		
Lidocain (lokale Betäubung		
Wasserstoff Peroxyd 3%		

Medikamente - frei	Einnahme	✔
Zink 50 mg		
Lugol 5% Iod		
Vitamin D3 5.000 I.E.		
Vitamin K2 200 mcg		
Magnesium Biscyclinat 100mg		
Magnesium Citrat 100 mg		
Magnesium Öl		

Medikamente - frei	**Einnahme**	✔
Astaxanthin 12mg		
MSM 800 mg		
Vitamin C Ester 1.000 mg		
Vitamin B Komplex		
Natrium Bikarbonat		
Fischöl 1000ml / Omega 3		
Wasserstoff Peroxyd 3%		
Folsäure		
Selen 200 mcg		
Traumeel Salbe/ Liquid/ Tabletten		
Bentonit / Zeolith		
Karazym		
Lysin		
R- Alfa-Lipon		
Lavendel essentielles Öl		
D-Ribose		
Carnitin		
Coenzym Q10		
Ätherische Öle		
Ringer-Infusionslösung (Elektrolyte)		
Kochsalzlösung (Infusion)		

Es würde hier zu weit führen, meine Vorstellungen einer gut ausgerüsteten Ausstattung aufzuführen. Bei Interesse Informieren Sie sich im Internet oder privat beim Autor.
Füllen Sie hier Ihre eigenen Präparate ein.

Ihre eigenen Präparate		✔

INDEX

Literatur-Empfehlungen / Bemerkungen

Bei der literarischen Bearbeitung des Kapitels „Einstieg“ auf S.13 inspirierte mich ein amerikanischer Text von Dr.D.Eifrig aus seinem Buch Doctors Protokol, Field Manual

Alle im Literaturverszeichnis erwähntenTitel sind auch direkt bei der EFT-Edition bestellbar:

https://beschuetze-dich-selbst.de/common/info/impressum/kontakt.html

Webauftritte des Autors zu Angst-und Stress-Techniken

www.eft-info.com

www.sonjasannert.de

Dr.Joachim Sonntag, 2025

Das Endspiel
3.Ausgabe, ISBN 9 738 751 936 330

Covid-19:

Der große Umbruch
Klaus Schwab

Thierry Malleret
ISBN 978-2-940631-19-3

Bitte mit Vorsicht lesen (Auch zwischen den Zeilen lesen)!

Seriöser Internetauftritt der Online-Edelmetallanbieter
www.gold.de

ROBERT ROTHER

DIE RUHE IN DIR

ROBERT ROTHER

DIE RUHE IN DIR

EFT Edition

Seine Art und Weise wird wohl wahrscheinlich die einzige zukünftige Möglichkeit sein, erfolgreich seine Gesundheit zu schützen oder wiederzuerlangen.

Es besteht die Möglichkeit, dass seine Publikationen behindert oder gar gelöscht werden.

Zur Zeit der Drucklegung waren die Deutsch veröffentlichen Titel noch bei Amazon unter diesem Link aufzurufen:

www.drsircus.com

Zum Buchshop Dr. Sircus klicken Sie bitte hier!

Energieverlust und Krankheit durch Zahnherde
ISBN 978-3-93986+5-09-4

„Die alternative Hausapotheke in schlechten Zeiten"
Verfasser: M.E. Neuer

https://www.ofaatu.de/download/AlternativeHausapotheke.pdf

Kostenloser Download

Chlorpräparate / CDL / CDS:

Literatur:
Kalcker, A: Gesundheit verboten - unheilbar war gestern
ISBN 978-90-8879-156-7

Quelle für CDL-PRäparate: z.B. bestellbar bei Amazon
Chlordioxid 0,3 %-Lösung
500 ml; CDS - Chlorine Dioxide Solution
500 ml; CDL - Braunglasflasche -
zertifiziert nach der Biozid-Verordnung Made in Germany

Dr. Sircus ist seit Jahren mein Mentor, dem ich die Wiedererlangung meiner Gesundheit verdanke.

Er gehört zu den profiliertesten internationalen Alternativ-Medizinern.

Notfall Ratgeber des Bundesamtes für Katastrophenschutz
Internet: www.bbk.bund.de

MEDIZIN

Der gesamte medizinische Bereich wird als Literaturempfehlung abgedeckt, durch das (englischsprachige) Buch von Joseph Alton MD

The Survival Medicine Handbook, 3rd Edition
Untertitel: „When medical Help is NOT on the way"
ISBN 978-0988872554

Für Laien ist von Dr. med Hübner ein Handlicher Helfer erschienen:

Notarzt für Deutschland
Verlag: maxLQ
ISBN 978-3-95443-161-8 242

Nach dessen Vorgaben empfehle ich die Einrichtung der entsprechenden Bevorratung & Trainings.

Es handelt sich um das Standardwerk, nicht medizinischem Personal in Notfällen (Katastrophen etc.) ohne jeglichen medizinischen Beistand, die Möglichkeiten qualifizierter Hilfeleistung zu ermöglichen.
Ich verweise darüber hinaus auf themenbezogene Angebote bei YouTube.

Zum Thema Zahnsanierung:

Thomas Klein

Webseite über den Umgang mit Edelmetallen:

https://onlineshop.goldreporter.de/gold-vergraben-aber-richtig-ebook/

Literatur zur Enteignung, Lastenausgleich etc.

Michael Grandt, Vorsicht Enteignung!
Kopp-Verlag, ISBN 978-3-86445-787-6

Volker Nied, Vorbereitung auf den finalen Crash
Kopp-Verlag, ISBN 978-3-86445-772-2

Literatur zur Krisenvorsorge allgemein

ISBN https://www.kopp-verlag.de/

Wichtiges Buch für Selbstversorger in der Krise:

Herbert Rhein, „Handbuch für das Überleben in Krisenzeiten"
im Popp-Verlag.
ISBN978-3-86445-096-9

Ich empfehle für den gesamten Krisenbereich die englisch-sprachigen E-Books von Dan Sullivan:

www.SurvivalSullivan.com

Webadresse von Jürgen Jerzubek, einem Survival-Spezialisten aus Österreich. Er hat den Vorteil, Sie in deutscher Sprache über Europäische Bail-Out Situationen zu beraten und macht einen seriösen Eindruck.

https://klick.survival.at/

Die Ruhe in Dir

Herausgeber: EFT-Edition, Robert Rother

Webseite zum Buch: www.eft-books.com

Lektorat: Christel Rother

Fotos © Robert Bartha
Model: Liane
Titelfoto mit freundlicher Genehmigung: Jilka Lüdemann

Printed in Germany

Inhaltsverzeichnis

Einführung

Was wäre, wenn du das alles ändern könntest? Was wäre, wenn du sowohl deine mehr oder weniger hochgesteckten Ziele, als auch deinen Alltag mit all seinen Herausforderungen erleben könntest und dabei ruhig, gelassen und gesammelt bleibst?

Mehr noch: Allein die Tatsache, dass du in der Ruhe bist und bleibst, wird dir mehr geben, als du je für möglich gehalten hättest. Wenn du mit Gelassenheit lebst, kannst du mehr Kraft schöpfen, indem du einen klaren Kopf behältst, wenn du es am meisten brauchst. Noch faszinierender ist, wie diese ruhigere Version deiner selbst dir helfen wird, in jedem Aspekt deines Lebens zu gedeihen. Von deiner täglichen Routine bis hin zu den Aktivitäten und Handlungen, die deine Freizeit ausmachen.

In diesem Buch erfährst du, wie du deinen inneren Zustand kontrollieren kannst, indem du dich bewusst dafür entscheidest, die Herausforderungen des Lebens ruhig anzugehen und zu meistern. Außerdem erfährst du, welche Vorteile es hat, ein Leben in Leichtigkeit und Anmut zu führen.

Aber der bei weitem spannendste und nützlichste Aspekt dieses Buches liegt im dritten Kapitel, in dem du all das praktische Know-how erhältst, das du brauchst, um dies in deinen Alltag zu integrieren.

Schon aufgeregt? Hoffentlich bist du es. Denn dies ist mehr als eine Reise zum inneren Frieden. Es geht um eine neue Art zu denken und dein Leben zu leben. Dein Umgang mit stressenden oder dich ängstigen Situationen ist der Schlüssel zu einem Leben in Gelassenheit.

Kein dich überwältigender Stress mehr. Keine Hetze mehr. Lebe dein Leben, indem du die Kontrolle über das Einzige übernimmst, was du wirklich kannst: du selbst.

Lass uns loslegen

Die Macht der Selbstkontrolle

Was es bedeutet, ruhig zu sein?

Wir neigen dazu, darüber nachzudenken, was etwas ist, indem wir sagen, was es nicht ist. Gelassenheit bedeutet für uns das Fehlen von Dingen wie Stress, Ärger, Angst und Sorgen. In diesem Buch wirst du aufgefordert, darüber nachzudenken, was Gelassenheit stattdessen bedeutet.

Ruhe ist definiert als der Zustand der Gelassenheit oder der Stille. Wir verwenden in diesem Buch den Begriff „Leichtigkeit „weil er so schön beschreibt, was Ruhe bewirkt. Gelassenheit ist ein innerer Prozess, der, wie viele andere Zustände auch, den Blickwinkel bestimmt, durch den du alles andere in deinem Leben betrachtest.

Wenn du dich zum Beispiel in einem Zustand der Sorge befindest, sieht alles um dich herum besorgniserregend aus. Wenn jemand über Geld spricht, machst du dir Sorgen, ob du genug hast. Wenn jemand darüber spricht, dass er krank ist, machst du dir Sorgen um deine eigene Gesundheit. Wenn du die Nachrichten hörst, spürst du schon, wie sich dein Magen meldet. Die Sorgen beginnen, dein Leben zu beherrschen.

Ich habe dieses Buch geschrieben, um es als „Bonus“ meinen Veröffentlichungen beizugeben, deren Themen dich berühren, ja vielleicht auch beunruhigen. Ich möchte dich mit den dort aufgeführten Problemen nicht alleine lassen. Meine Ratgeber sollen dich führen und beschützen. Ganz gleich in welcher Situation du dich gerade befindest, sei es, deine Familie zu schützen, oder berufliche Pläne zu verwirklichen. Deshalb ist es für dein Wohlbefinden so wichtig, die Kontrolle darüber zu haben, in welchem Zustand du dich gerade befindest. Du solltest dir unbedingt über deinen inneren Zustand im Klaren sein, vor allem, wenn du ein Leistungsmensch mit vielen Zielen und Ambitionen bist. In der heutigen Zeit, mit ihren ungeheuren Herausforderungen, ist dies das Letzte, was du brauchst, dass dein Geisteszustand dein inneres Chaos widerspiegelt.

Wie verhinderst du, dass das passiert?

Du fängst damit an, den Zustand zu kontrollieren, indem du dich befindest. Du entscheidest dich ganz bewusst dafür, alle Herausforderungen des Lebens ruhig, gelassen und gesammelt anzugehen. Dieser Prozess beginnt mit der Selbstwahrnehmung.

Die Selbsterkenntnis konzentriert sich darauf, wer du bist, genau hier und jetzt in diesem Moment. Das geht über die Fähigkeit hinaus, deinen Namen und deine Adresse aufzusagen. Stattdessen konzentriert sich die Selbstwahrnehmung auf Dinge wie deine Persönlichkeit. Es geht sowohl um deine Ziele und Ambitionen, als auch um deine Talente und die Dinge, die du dir am meisten wünschst. Es geht aber auch um deine Befürchtungen und Ängste, die versuchen, dich klein zu halten. Selbstbewusstsein bedeutet, dass du weißt, was du in diesem Moment brauchst, und sogar, dass du, keine Hemmungen hast, dein authentisches Selbst mit den Menschen um dich herum zu teilen.

Manchmal kann Selbsterkenntnis eine Herausforderung sein. Wenn du Hilfe brauchst, um herauszufinden, wer du im Moment bist, kannst du diese Übungen ausprobieren.

Zu allererst schauen wir uns einige Techniken an. Im nächsten Kapitel betrachten wir die Möglichkeiten, die sie bieten und WIE du sie in dein Leben integrieren kannst.

Meditation

Sich bewusst zu machen, wer du in diesem Moment bist, kann Konzentration erfordern.
Die Meditation versetzt dich in einen entspannten Zustand, in dem du erforschen kannst, was du jetzt gerade fühlst. Wir werden das in einem späteren Abschnitt näher erläutern, aber beachte bitte, dass du nicht stundenlang meditieren musst, um davon zu profitieren! Fünfzehn Minuten am Tag wirken Wunder für deine Selbstwahrnehmung!

Analyse

Wenn du durch die Meditation deine Mitte gefunden hast, solltest du dir ganz genau ansehen, wer du bist. Es geht darum, deine Stärken, Schwächen, Chancen und Gefahren aufzulisten. Es geht darum, dich selbst zu verstehen.

Ehrlichkeit

Wenn du dir eingestehst, dass du ein Mensch bist und Fehler machen kannst, nimmt das vielleicht etwas Druck von dir, wenn du dich zu sehr auf das Negative konzentrierst. Dinge passieren. Das ist in Ordnung. Tatsächlich gehören Fehler zum Lernprozess dazu. Wenn du dich über einen vermeintlichen Misserfolg besonders ärgerst, stell dir immer wieder die Frage nach dem „Warum", bis du erkennst, warum nicht nur Dinge schief gehen, sondern auch, warum du dich so sehr über aufregst. Wenn sich herausstellt, dass etwas deine Schuld ist, akzeptiere die Verantwortung, vergib dir und ziehe weiter.

Schreibe

Ein Tagebuch ist eine gute Möglichkeit, die Dinge, die um dich herum passieren, und vor allem deine Gefühle darüber zu ergründen. Manchmal ist es einfacher, auf einem Blatt Papier ehrlicher zu sein als in deinen Gedanken. Wenn du schreibst, lass deinen Gedanken freien Lauf. Mach dir keine Gedanken über Zeichensetzung, Grammatik oder Struktur. Schreibe einfach und genieße den freien Ausdruck deiner Persönlichkeit.

Bewege dich

Es ist schon komisch, wie ein einfacher Spaziergang deinen

Kopf frei machen kann. Wenn du Schwierigkeiten hast, dich selbst zu sehen, versuche, an die frische Luft und in die Sonne zu gehen und dich ein wenig zu bewegen. Versuche, an nichts Bestimmtes zu denken, und beobachte, wohin deine Gedanken beim Laufen gehen.

Frage

Manchmal sehen wir uns selbst nicht so klar wie andere. Wenn du jemanden hast, dem du dich besonders nahe fühlst und von dem du weißt, dass er ehrlich ist, dann solltest du dich mit ihm oder ihr zusammensetzen und darüber reden, wofür er oder sie dich hält. Du könntest interessante Erkenntnisse gewinnen, die du sonst nicht gesehen hättest.

Das Problem mit der Selbsterkenntnis ist, dass sie uns manchmal Dinge offenbart, die wir an uns selbst nicht besonders mögen. Erinnere dich an diese Dinge: Das Problem mit der Selbsterkenntnis ist, dass sie uns manchmal Dinge offenbart, die wir an uns selbst nicht besonders mögen. Erinnere dich an diese Dinge:

Sieh, wer du bist

Ohne Selbsterkenntnis können wir unseren eigenen Geisteszustand nie ganz verstehen. Wie können wir uns in einen ruhigen Zustand versetzen, wenn wir nicht wissen, woher wir kommen oder was wir gerade fühlen und denken?

In der Situation

Mehrere Ausstiegsstrategien sind besser. Auf diese Weise wissen Sie, wie Sie in einer stressigen Umgebung reagieren müssen.

Wir lernen besser, wenn wir uns unserer selbst bewusst sind

Die Selbsterkenntnis zeigt uns, wo wir Defizite haben oder wo sich unsere Gedanken auf alten Pfaden verfestigt haben, die uns nicht mehr gut tun. Diese Erkenntnis führt uns zu neuen Ideen und Veränderungen. Wir sehen die Bereiche, an denen wir arbeiten müssen, und können unsere Energie besser darauf konzentrieren, wo sie am meisten gebraucht wird. Das wirkt sich auch auf unseren Geisteszustand aus. Wenn wir offen für Veränderungen sind, sind wir besser in der Lage, unseren Gemütszustand so zu verändern, wie wir ihn haben wollen.

Wir fühlen uns besser mit uns selbst

Das Selbstwertgefühl ist eng mit der Selbsterkenntnis verknüpft. Wenn wir erkennen, wer wir wirklich sind, fällt es uns leichter, uns selbst zu lieben und die negativen Selbstgespräche, die wir uns jahrelang in den Kopf gesetzt haben, ein für alle Mal zum Schweigen zu bringen. Wenn du nicht ständig mit bösen Dialogen und persönlichen Beschimpfungen konfrontiert wirst, ist Dein Körper eher bereit für einen ruhigen Geisteszustand.

Erkenne, wozu du fähig bist

Durch Selbsterkenntnis lernst du eine Menge über deine Stärken und Schwächen. Wenn du diese Dinge kennst, kannst du dich besser einsetzen, um die Gelegenheit zu nutzen und Erfolg zu haben (und gleichzeitig Situationen vermeiden, die sich als Niederlagen erweisen könnten). Der Gemütszustand verbessert sich wiederum mit jedem Sieg.

Wir müssen wissen, woran wir sind

Selbsterkenntnis bringt Träume und Ambitionen ans Licht, die in Ziele umgewandelt werden können. Ein Ziel zu haben, wirkt sich auf deinen Gemütszustand aus, in dem es dich ins Positive begleitet. Es gibt kein besseres Gefühl, als zu wissen, wofür du hier bist.

Kombiniere all dies mit der Macht der Kontrolle über Deinen Zustand

Durch die Selbsterkenntnis hast du bereits begonnen, deinen Zustand zu verändern. Du hast begonnen, ne- gative Gedankenmuster abzulegen. Zumindest verstehst du jetzt, warum es sie gibt, sodass sie nicht mehr die Macht über dich haben, die sie früher hatten.

Gleichzeitig nimmst du eine positivere Schwingung an. Du konzentrierst dich auf das, was du gut kannst und was du in deinem Leben erreichen willst.
Du beginnst zu erkennen, wer du bist. Noch besser: Du

fängst an, diese Person zu mögen.

Und jetzt kommt der coole Teil. Jetzt, wenn du deinen Gemütszustand veränderst, lernst du, wie einfach es ist, den Zustand zu erreichen, den du erreichen willst. Nimm dir eine Minute Zeit und gratuliere dir selbst. Das ist eine mächtige Sache, die du da tust. Gut gemacht!

Bist du bereit für die nächsten Schritte? Nimm einen tiefen Atemzug. Spüre, wie sich ein ruhiger Zustand einstellt und du dich aufmachst, um die Vorteile zu entdecken, die es mit sich bringt, das Leben mit Leichtigkeit und Anmut anzugehen.

Die Vorteile, das Leben mit Leichtigkeit und Anmut anzugehen

In der Fähigkeit, trotz aller äußeren Umstände ruhig und gelassen zu bleiben, liegt eine große Kraft. Stell es dir vor - keine Panik mehr. Du bist nicht derjenige, der herumhetzt. Keiner mag es, wenn er in schwierigen Zeiten gestresst ist und irrational handelt. Die Menschen um dich herum brauchen ein anderes Du - das Du, das die Kontrolle hat.

Aber ein Leben in Leichtigkeit und Anmut hat mehr Vorteile, als du vielleicht denkst. Lies weiter, um einige zu erfahren, die du vielleicht noch nicht bedacht hast.

Du kannst dich besser konzentrieren

Im Frieden zu sein bedeutet, dass du nicht zulässt, dass Ablenkungen dich von dem abhalten, woran du gerade arbeitest. Stattdessen kannst du deine Aufmerksamkeit genau

dort halten, wo du sie brauchst. Stell dir vor, was das für die Produktivität bedeutet!
Darüber hinaus kann es überlebenswichtig sein.

Du hast deinen Alltag im Griff

Ein ruhiger Geist vergisst seltener etwas. Wenn du ru- hig und gelassen bist, vergisst du seltener, die Stromrechnung zu bezahlen oder Termine einzuhalten, als wenn du gestresst bist und deine Gedanken in tausend verschiedene Richtungen laufen. Diese Art von Effizienz bedeutet, dass du dich nie darum bemühen musst, das Geld für einen Notfall aufzutreiben oder in letzter Minute einkaufen zu gehen, um deine Welt wieder in Ordnung zu bringen. Das ist nämlich bereits durch deine umfassende Planung erledigt.

Du fühlst dich gestärkt

Leichtigkeit und Anmut haben etwas an sich, das dich selbstbewusster fühlen lässt. Du fühlst dich innerlich stark und hast das Gefühl, dass du alles, was auf dich zukommt, im Griff hast. Die Sache ist die: Gelassenheit bedeutet, dass du es kannst.

Sollte irgendetwas passieren, sei es eine kleine Unannehmlichkeit oder eine echte Krise, wirst du in der Lage sein, dies zu bewältigen.

Mach dich frei von dem Gedanken, dass wenn du dich mit Unangenehmen befasst, dass du dir diese Dinge anziehst! Eine vernünftige Planung wird das Führungsseil sein, das dich sicher durch jede Krise geleitet.

Du kannst besser einen kühlen Kopf bewahren

Gelassenheit fördert die Geduld und macht es dir leichter, tolerant zu sein, auch wenn die Menschen um dich herum schwer zu ertragen sind. Außerdem kannst du dich besser beherrschen, wenn du ruhig bist. Das bedeutet, dass du in schwierigen Situationen eher taktvoll reagierst und weniger wahrscheinlich etwas tust, was du später bereust.

Du erlebst weniger Stress

Ein ruhiger Geist lässt sich vom Leben im Allgemeinen weniger aus der Ruhe bringen. Unerwartete Ereignisse? Kein Problem. Eine plötzlich auftretende Krise? Das macht nicht mehr viel mit dir. Denke daran, dass ein ruhiger Geist nicht zulässt, dass Stress an ihm haf- ten bleibt. Selbst Sorgen oder Ängste können mit einer solchen Einstellung keinen Fuß fassen. Ein ruhiger Geist lässt sich von Worst-Case-Szenarien nicht aus der Ruhe bringen. Stattdessen gibt er dir die Gewissheit, dass du alles unter Kontrolle hast, selbst wenn etwas Schlimmes passiert. Du hast dich bereits in Ruhe auf solche Dinge vorbereitet. Und du erfährst, wie schnell sich die Menschen in deiner unmittelbaren Umgebung von deiner Ruhe anstecken lassen. Da ist kein Platz mehr für Panik. Das ist wirklich das Herz und die Seele dessen, was es bedeutet, mit Leichtigkeit und Anmut zu leben.

Du fühlst dich zufriedener

Wenn du ruhig bist, scheint alles besser zu laufen. Reibungsloser. Es ist einfacher, zufrieden zu sein, wenn du dir keine Gedanken darüber machst, was andere Menschen tun oder was sie haben, was du nicht hast. Warum? Weil es keinen Platz für Neid gibt, wenn du ruhig bist. Vielmehr freust du dich eher mit anderen, wenn sie ihr Glück feiern. Ist es da ein Wunder, dass ein ruhiger Geist mit wahrem Glück verbunden ist?

Du schläfst besser

Wenn du dir Sorgen machst und dich aufregst, kann es schwierig werden, in Schlaf zu kommen. Es ist schwer, abzuschalten, wenn dir die Gedanken nur so um die Ohren fliegen. Schlimmer noch: Selbst wenn du einschläfst, hast du wahrscheinlich beunruhigende Träume und wachst wahrscheinlich häufig auf, so dass du am nächsten Tag müde bist. Ein ruhiger Geist hingegen lässt dich leicht in den Schlaf gleiten. Du schläfst besser, ohne dass dich ein übersteigerter Kontrollzwang in seltsamen Momenten wachrüttelt. Wenn du morgens aufwachst, fühlst du dich ausgeruhter und bereit, den Tag anzugehen.

Du wirst gesünder

Es mag schwer zu verstehen sein, dass Gelassenheit dich gesünder macht, bis du darüber nachdenkst, wie schlecht es für dich ist, ständig gestresst zu sein. Gelassenheit senkt den Blutdruck. Du kannst sogar deine Herzfrequenz in der Ruhe senken, was sich langfristig positiv auf deine Herzgesundheit auswirkt. Du isst seltener unter Stress, was bedeutet, dass sich deine Ernährung verbessert. Sogar deine Atmung verändert sich, denn wenn du ruhig bist, versorgt der Sauerstoff deine Gefäße besser. Der bereits erwähnte bessere Schlaf gibt dir mehr Energie, so dass du dich mehr und besser bewegen kannst. Weniger Anspannung verbessert die Gesundheit der Verdauung und führt zu weni- ger Problemen wie saurem Reflux und Reizdarmsyndrom. Und das alles ist nur die Spitze des Eisbergs! Es gibt kein einziges System in deinem Körper, das sich nicht positiv auf eine ruhige Haltung auswirkt. Es gibt sogar Studien, die zeigen, dass sich die Sehkraft verbessert, wenn du entspannt bist. Ich wette, damit hast du nicht gerechnet!

Du kannst endlich klar denken

Wenn du dir Sorgen machst, ängstlich oder gestresst bist, ist es so schwer, deine Gedanken zu ordnen. Du stolperst bei der Suche nach den richtigen Worten und vergisst, wofür du gerade in den Raum gekommen bist. Wenn du ruhig bist, klären sich all diese Dinge von selbst. An diesem Phänomen ist tatsächlich die Gehirnchemie beteiligt. Wenn du gestresst bist, schüttet dein Körper Adrenalin und Cortisol aus, was deine Rezeptoren hemmt. Das heißt, es sind nicht nur die wilden Gedanken, die dich daran hindern, Dinge zu verstehen. Unter Stress ist dein Gehirn der Aufgabe des Denkens einfach nicht gewachsen. Ruhe hingegen fördert das Lernen, ist für das Denken und sogar für das Wachstum des Gehirns verantwortlich. Es ist kein Wunder, dass entspannte Menschen einfach klüger sind.

Der Schlüssel zu Resilienz liegt in der Fähigkeit, auch seine Gefühle in einen Zustand der Ruhe und Heilung zu versetzen. Stress findet zuerst einmal im Unterbewusstsein statt und wird auch dort hormonell verarbeitet. Damit wird ein Notfallprogramm im Gehirn ausgelöst das den Körper mit stressenden Hormonen überschwemmt. Dann erst werden intellektuelle Prozesse in das Geschehen eingebracht, die die „Notlage“ bewerten und die gedanklichen Spielräume begrenzen. Sich in diesem Szenario ruhig und kontrolliert zu bewegen zu können, entscheidet über die Chance eines erfolgreichen Ausgangs einer Krise.

Du wirst kreativer

Das hängt mit dem letzten Vorteil zusammen. Wenn du klar denkst, hast du auch mehr Spielraum für kreatives Denken. Du kannst aber erst klar denken, denn dein emotionaler Zustand dies erlaubt.

Ein ruhiger Geist ist empfänglicher für neue Ideen und ist sogar eher in der Lage, ein Brainstorming durchzuführen, wenn er vor eine Herausforderung gestellt wird.
Du wirst feststellen, dass du die besten Lösungen findest, wenn dein Geist in seinem ruhigsten und entspanntesten Zustand ist.

Du wirst ein besserer Kommunikator

Klar zu denken wirkt sich auch auf andere Aspekte deines Lebens aus. Wenn du in der Lage bist, das, was du ausdrücken willst, zu durchdenken, kannst du deine Gedanken besser und kohärenter aneinanderreihen. Du wirst du eher verstanden werden. Du stolperst nicht mehr über deine Worte oder bleibst stecken, wenn du einen Gedanken zu Ende bringen willst. Du kannst Gesprächen besser folgen. Und das Beste von allem? Dein ruhiger Ton bedeutet, dass dir eher zugehört wird.

Du wirst respektiert

Wenn all diese positiven Aspekte zusammenkommen, schauen die Leute mehr zu dir auf. Weil du ruhig und besonnen bist, wirst du als jemand angesehen, dem man vertrauen kann und dem man Führungsqualitäten zutraut. Weil du dich gut ausdrücken kannst, werden dir die Leute zuhören wollen, was du zu sagen hast. Kurz gesagt: Wenn du ruhig bist, wirst du überall dort respektiert, wo du hingehst.

Du hast die Kontrolle

Das wurde schon einmal erwähnt, aber es lohnt sich, es noch einmal zu erwähnen. Wenn du einen Zustand der Ruhe kultivierst, bist du wirklich Herr der Lage. Dein emotionaler Zustand, deine Reaktionen und deine Lebenseinstellung stehen unter deinem Kommando. Das ist ein mächtiger Zustand. Lies weiter, um herauszufinden, wie du das erreichen kannst.

Gelassenheit klingt ziemlich toll, nicht wahr? Aber die Erfahrung hat dich wahrscheinlich schon gelehrt, dass es nicht so einfach ist, sich zu sagen, dass man sich keine Sorgen machen soll. Zu lernen, wie man mit Gelassenheit und Anmut lebt, ist etwas, das bewusste Aktivität erfordert, auch wenn du gerade ruhig bist.

Das kann entmutigend wirken, muss es aber nicht. Es gibt verschiedene Maßnahmen und Übungen, die du ergreifen kannst, um dich mit deinem Gefühl der Gelassenheit zu verbinden, selbst wenn das Leben um dich herum geschäftig und stressig ist.

Du musst eine aktive Rolle in diesem Prozess übernehmen. Diese Art von gewohnheitsmäßiger Ruhe kommt nicht von ungefähr. Übe diese Techniken so oft, bis sie Teil deines Wesens werden. Warte nicht, bis ein „Störfall" eintritt. Bereite dich vor und hab bereits einen Plan! Wenn du das tust, wirst du umgehend mit Erfolg belohnt.

Schließlich schaffst du dir damit eine neue Lebenseinstellung. Erwarte, dass sich dein Denken und Fühlen verändern!

Handlungen

Alles, was auf dieser Liste steht, kann zur Gewohnheit werden. Das sind Dinge, die du in deine tägliche Routine einbauen willst, bis sie zu einem Teil dieser Routine selbst werden. Keines dieser Dinge ist schwer.

Das Wichtigste ist, dass du dich nicht überforderst, denn es gibt eine Menge davon. Die besten Ergebnisse erzielst du, wenn du klein anfängst. Sobald etwas zur Gewohnheit geworden ist, kannst du es wiederholen und etwas anderes hinzufügen.

Außerdem solltest du dir darüber im Klaren sein, dass nicht alles für dich funktionieren wird. Wir alle haben unterschiedliche Dinge, die uns am besten beruhigen. Was für deine beste Freundin oder deinen engsten Verwandten funktioniert, ist vielleicht nicht das Richtige für dich. Hab also keine Angst, Dinge auszuprobieren und loszulassen, was nicht funktioniert. Wenn du aber etwas besonders beruhigend findest, solltest du es schnell in deine tägliche Routine aufnehmen.

Die oben beschriebenen Techniken und Anregungen sind nur eine kleine Auswahl von Möglichkeiten. Bitte schau selbst, mit was du dich am Ehesten anfreunden kannst.

Meditation

Du wirst Achtsamkeit sowohl als Aktion als auch als Übung finden. Das liegt daran, dass eine tägliche Meditations oder Achtsamkeitspraxis Wunder wirkt, wenn es darum geht, deine Ruhe zu finden. Sie hilft aber auch sofort, wenn du merkst, dass du in Panik gerätst und dich über Dinge aufregst. Wir werden später mehr über diese Übung sprechen. Du solltest diese Übung zu einem Teil deines täglichen Lebens machen. Die besten Ergebnisse erzielst du, wenn du entweder am Anfang oder am Ende des Tages meditierst, aber es funktioniert auch immer dann, wenn du dir mindestens zehn Minuten Zeit an einem ruhigen Ort nehmen kannst, ohne unterbrochen zu werden.

Atmen

Bei der Meditation wirst du bei der Aktion und den Übungen viel über deine Atmung erfahren. Du kannst diese Übung gleich nach dem Aufwachen als Teil deiner Morgenroutine durchführen. Das Wichtigste ist, dass du dich bequem hinstellst und die Schultern zurücknimmst, damit sich deine Lungen optimal ausdehnen können. Nun nimm einfach mehrere lange, langsame Atemzüge. Das wirkt Wunder, um ruhig und entspannt in den Tag zu starten.

Überlegtes Handeln

Du würdest erwarten, dass die meisten Handlungen das Ergebnis sorgfältiger und überlegter Überlegungen sind, aber wenn du gestresst bist, ist das wahrscheinlich nicht der Fall. Stell dir vor, du hast jemanden angeschnauzt und etwas gesagt, was du nicht so gemeint hast. Wenn die Emotionen hochkochen, handeln oder sprechen wir oft sehr schnell, ohne überhaupt zu überlegen, was wir tun. Der Schlüssel dazu ist, dass du dir angewöhnst, innezuhalten, bevor du auf etwas rea- gierst, besonders wenn du dich von jemandem angegriffen oder gedrängt fühlst. Überlege dir, wie du rea- gieren willst, bevor du es tust. Dieses Innehalten ist der Moment, in dem du dich für Ruhe statt für Drama entscheidest und dich aus unnötigen Konflikten heraushältst.

Schlaf

Die Fähigkeit, gut zu schlafen, wurde bereits als positiver

Aspekt der Gelassenheit erwähnt. Gleichzeitig macht es genügend Schlaf einfacher, gelassen zu sein. Das mag kompliziert erscheinen, aber die Antwort ist einfacher, als du denkst. Mach es dir einfach zur Gewohnheit, jeden Abend eine Stunde früher ins Bett zu gehen. So kannst du sicherstellen, dass du genug Schlaf bekommst, auch wenn du etwas länger brauchst, um einzuschlafen. Außerdem bekommst du so eine feste Schlafenszeit. Die Routine hilft dir sehr dabei, zur Ruhe zu kommen und besser zu schlafen, weil sich dein Körper darauf einstellt, dass du jede Nacht zu einer bestimmten Zeit schlafen gehst.

Wenn du zu Bett gehst, dann um zu schlafen oder zärtlich mit deinem Partner zu sein. Verbanne alle Elektronik aus deiner Schlafumgebung und schlafe bei absoluter Dunkelheit, denn NUR dann werden die Hormone ausgeschüttet, die wahre Lebensqualität bedeuten und einen „heilsamen“ Schlaf erlauben.

Erfinde ein Schlagwort

Wenn du weißt, dass du gestresst sein wirst, können ein Mantra oder eine Affirmation, die du dir immer wieder vorsagst, ein wirksames Mittel sein. Das ist etwas, das du dir vorher überlegen und üben solltest. Selbst etwas Einfaches wie „Ich schaffe das“ kann Wunder bewirken, wenn es darum geht, eine stressige Reaktion zu beruhigen. Mache es dir zur Gewohnheit, wenn du dich in eine stressige Situation begibst oder wenn du merkst, dass du dich nicht mehr beruhigen kannst.

Du kannst diese Übung wunderbar mit der weiter unten aufgeführten „Taktischen Atmung“ verbinden. Auf diese Art überstehst du die meisten Herausforderungen un- beschadet und ohne traumatische Belastung.

Realistische Ergebnisse schaffen

Was sind deine Erwartungen? Allzu oft sind wir optimistisch, wenn es darum geht, wie lange eine Arbeit dauern wird oder was wir glauben, dass bei einem Projekt passieren wird. Wenn die Dinge nicht so laufen wie geplant, schleichen sich negative Gefühle ein. Anstatt sich von der Enttäuschung überwältigen zu lassen oder noch schlimmer, sich selbst zu beschuldigen oder zynisch zu reagieren, ist es besser, diese Art von Ergebnis ganz zu vermeiden. Gewöhne dir an, realistischere Erwartungen an dich selbst zu stellen. Rechne mehr Zeit ein, um abzuschätzen, wie lange etwas dauern wird, oder rechne mit Fehlern oder unvollkommenen Ergebnissen. Wenn die Dinge besser laufen als geplant, bekommst du stattdessen einen positiven Schub.

Lass die Bewältigungsmechanismen weg

Ein Drink nach dem Abendessen könnten als Belohnung angesehen werden. Dagegen ist grundsätzlich nichts einzuwenden. Zumindest ist dies das Ergebnis einer neueren Studie der Berliner Universitätsklinik Charité. Zwei Glas Rotwein abends werden dich gut mit Antioxidantien versorgen. (Jedoch NUR Zwei!)

Oder schaffen sie nur mehr Probleme, als sie wert sind? Manchmal können selbst gute Belohnungen schiefgehen, vor allem wenn sie im Übermaß eingesetzt werden (wie zuckerhaltige Belohnungen oder Alkohol). Manche sind sogar schädlich und bringen keinen wirklichen Nutzen (wie Rauchen). Schlimmer noch: Viele dieser Dinge enthalten giftige Bestandteile, die die Angst steigern und dich krank und unglücklich machen, sobald du sie wegnimmst. Deshalb ist es so wichtig, dass du Giftstoffe aus deiner Umgebung entfernst.

Du wirst dich viel ruhiger fühlen, wenn du nicht unter dem Einfluss von etwas anderem stehst.

Schalte das (schnurlose) Telefon aus (und das WLAN ebenfalls!)

Apropos Gift: Zu viel Zeit, die du am Telefon verbringst oder auf andere Bildschirme starrst, wirkt sich in verschiedenen Studien nachweislich negativ auf deine Stimmung aus. Wenn du die Bildschirmzeit reduzierst, vor allem die Zeit, die du auf Nachrichtenseiten oder in sozialen Medien verbringst, wirkt das Wunder für eine ruhigere und positivere Einstellung und senkt gleichzeitig die Strahlenbelastung, der du dich aussetzt.

Überprüfe deine Freundesliste

Ein letztes Wort zu den Giftstoffen. Manche Freundschaften können mehr schaden als nützen. Wenn du Menschen in deinem Leben hast, die dich jedes Mal, wenn ihr zusammen seid, deprimiert, ängstlich oder unwürdig fühlen lassen, ist es vielleicht an der Zeit, den Kontakt zu ihnen abzubrechen. Deine Mutter hatte Recht. Die falschen Gefährten können dich runterziehen. Wenn du die Beziehung nicht aufgeben kannst, kannst du trotzdem Grenzen setzen. Entscheide, wie viel Zeit und Energie du einer giftigen Person schenken willst und weigere dich, dich auf ihr Drama einzulassen. Schließlich willst du dir Freunde suchen, die nur das Beste für dich wollen. Du willst Menschen, die dich motivieren und inspirieren und das Beste in dir zum Vorschein bringen. Gelassenheit entsteht aus dem Vertrauen, dass du von Menschen geliebt wirst, die dir wichtig sind.

Ziehe dich zurück

Wenn du feststellst, dass du auf etwas oder jemanden negativ reagierst, ist es vielleicht an der Zeit, dich von der Situation zurückzuziehen. Es ist viel einfacher, ruhig zu bleiben, wenn du dich von dem zurückziehst, was den Stress verursacht. Das kann bedeuten, dass du ein Gespräch beendest, das nicht gut läuft, oder dass du einen Spaziergang machst, um dich von einem Projekt zu lösen, das dich in den Wahnsinn treibt. Wenn du dir einen Freiraum gönnst, um Ruhe zu bewahren, kannst du später zurückkommen und die Situation aus der Sicht einer Person angehen, die die Kontrolle hat und bereit ist, ohne die schweren negativen Emotionen zu bewältigen, die du sonst vielleicht gehabt hättest.

Schreib es auf

Ein Tagebuch ist eine gute Möglichkeit, Gefühle zu verarbeiten. Dinge vor dem Schlafengehen aufzuschreiben, kann zu einem wichtigen Teil deiner Abendroutine werden. Wenn du deine Gedanken zu Papier bringst, kannst du dich von negativen Gedanken distanzieren und dich in eine ruhigere Stimmung versetzen, bevor du dich zur Ruhe legst. Besonders hilfreich, um die Stimmung zu verändern, ist die „Dankbarkeitsliste", bei der du am Ende des Tages Dinge aufschreibst, für die du besonders dankbar bist.

Drücke deine Dankbarkeit auf

Jemandem einfach „Danke" zu sagen, kann dir helfen, deinen Tag positiv zu gestalten. Das wurde zwar schon im Dankbarkeits-Tagebuch erwähnt, aber es lohnt sich, es hier zu wiederholen, denn auch andere Menschen hören gerne deinen Dank und machen jede Interaktion zu einer, die für alle Beteiligten Leichtigkeit und Anmut ausstrahlt.

Akzeptiere, dass sich Dinge ändern

Nichts in diesem Leben wird jemals gleich bleiben. Die einzige Konstante im Leben ist, dass sich die Dinge verändern werden. Wenn du gegen diese Veränderungen ankämpfst, sinkt deine Stimmung und du verlierst schnell die Ruhe. Der Schlüssel dazu ist, zu lernen, sich anzupassen. Akzeptiere Veränderungen als normal. Gehe unvoreingenommen vorwärts. Das Restaurant, das neu eröffnet hat, könnte dein nächstes Lieblingsrestaurant sein. Der Nachbar, der umgezogen ist, macht vielleicht Platz für einen neuen besten Freund. Gelassenheit entsteht, wenn du lernst, loszulassen und dich an die neue Normalität anzupassen.

Empathie üben

Wenn jemand anderes uns frustriert, kann das besonders ärgerlich sein. Wenn du versuchst, dich in die Lage der anderen Person hineinzuversetzen, wirst du wahrscheinlich feststellen, dass ihr gar nicht so verschieden seid. Es kann sogar sein, dass die andere Person genauso reagiert wie du, wenn du in ihrer Haut stecken würdest. Einfühlungsvermögen bewahrt uns davor, schlecht zu reagieren, und lässt uns ruhig bleiben, wenn Menschen uns herausfordern. Deine entspannte Haltung könnte auf sie abfärben.

Werde ein Beobachter

Ähnlich wie bei der Empathie kannst du dich von den Emotionen, die sonst hochkommen würden, lösen, wenn du in einer wichtigen Situation als Beobachter/in agierst. Das ist besonders hilfreich, wenn du die Nachrichten verfolgst oder wenn du dir Sorgen über große Dinge machst, die du in deinem eigenen Leben nicht kontrollieren kannst. Dieses Zurücktreten ermöglicht es dir, außerhalb von dir selbst zu stehen und ruhig zu handeln, vor allem, wenn es sich um eine Situation handelt, in der Handeln notwendig werden könnte. Schließlich ist es schwer zu handeln, wenn man gestresst ist.

Vermeide Negativität

Apropos Negativität: Wenn du von vornherein weißt, dass etwas eine negative Erfahrung sein wird, ist es wahrscheinlich besser, ganz auszusteigen, wenn du kannst. Es gibt keinen Grund, sich etwas anzutun, das nur deine Wut oder Frustration steigert.

Abschalten

Es gibt nichts Berauschenderes, als den Flow-Zustand zu entdecken. Es ist unmöglich, sich über das Ergebnis Gedanken zu machen, wenn du mit dem, was du gerade tust, im Hier und Jetzt bist. Um dich in diesen Zustand zu versetzen, kannst du dich auf eine Sache konzentrieren, um dich in sie zu vertiefen. Schalte Ablenkungen aus und lass deinen Geist so oft wie möglich auf Autopilot arbeiten. Dann arbeite so tiefgründig, wie du kannst. Das ist ein unglaublich beruhigender und produktiver Zustand.

Lauf es weg

Dieser Punkt wurde bereits beim Zurücktreten erwähnt und wird hier noch einmal aufgegriffen, denn ein täglicher Spaziergang ist eine hervorragende Gewohnheit, vor allem wenn du dabei in die Natur gehen kannst. Es hat sich immer wieder gezeigt, dass Grünflächen sehr beruhigend wirken und dein Gehirn auf eine Weise stimulieren, die deine Kreativität anregt und dir Ruhe und Erholung verschafft, wenn du dich überarbeitet fühlst.

Schalte die Nachrichten aus

Dieses Buch wurde in einer Zeit geschrieben, in der sich fast alle unserer Werte verändert haben. Nichts ist mehr so, wie es war und jeder neue Tag bringt andere Herausforderungen mit sich.

Du weißt nicht mehr, wem du überhaupt noch trauen kannst. Umso wichtiger ist es, dass du für dich bestimmst, welchen Quellen du vertrauen kannst. Ent- scheide dich, einen einmal eingeschlagenen Weg zu gehen und dich nicht hin und herreißen zu lassen. Bleib kritisch bei allem, was dir als Nachricht präsentiert wird.

Es ist erwiesen, dass Menschen, die regelmäßig die Nachrichten sehen oder lesen, ein höheres Stressniveau haben. Wenn du merkst, dass deine Angst jedes Mal steigt, wenn du dich über die Geschehnisse in der Welt informierst, ist es vielleicht an der Zeit, eine „Mediendiät" zu machen. Du wirst dich viel ruhiger fühlen, wenn du nicht ständig mitbekommst, was in der Welt schief läuft. Um auf dem Laufenden zu bleiben, solltest du dir angewöhnen, einen Newsfeed zu abonnieren, mit dem du die Schlagzeilen überfliegen kannst.

Du wirst feststellen, dass das ausreicht, um dich über die aktuellen Ereignisse zu informieren, ohne dass du dich dem Stress hingeben musst.

Gib zurück

Machst du dir Sorgen darüber, wie die Dinge in der Welt

laufen? Versuche, etwas für jemand anderen zu tun. Du kannst dich ehrenamtlich engagieren, um etwas zu verändern, Geld spenden, um Menschen in fernen Ländern zu helfen, oder einen zufälligen Akt der Freundlichkeit in deinem eigenen Hinterhof vollbringen. Jedes dieser Dinge gibt dir einen positiven Schub und hilft dir, wieder zur Ruhe zu kommen, weil du weißt, dass du helfen konntest.

Kümmere dich um dich selbst

Manchmal bist du gestresst und fühlst dich miserabel, weil du dich einfach nicht gut fühlst. Um deine körperli- che Gesundheit zu verbessern, solltest du dir Zeit für dich nehmen. Treibe Sport, iss richtig und achte auf deinen Schlaf (wie bereits erwähnt). Wenn du eine Auszeit brauchst, plane einen Urlaub. Oder gönne dir eine Pause von den Medien, wenn die Welt dich fertig macht. Eine Playlist mit stimmungsaufhellender Musik kann ebenfalls einen großen Unterschied für deinen Tag machen, vor allem, wenn du dir angewöhnst, sie immer dann zu spielen, wenn du weißt, dass du müde bist (z. B. wenn du nachmittags müde wirst oder beim Sport). Vergiss auch nicht, deine medizinische Versor- gung zu überwachen. Geh zu deinem jährlichen Check- up und sprich medizinische Bedenken schnell an, damit die Dinge nicht außer Kontrolle geraten.

Sprich darüber

Manchmal können der Stress und die Angst zu überwältigend werden. Wenn diese anderen Techniken nicht funktionieren oder du immer noch mit Depressionen oder Panik zu kämpfen hast, ist es vielleicht an der Zeit, mit jemandem darüber zu sprechen, was du gerade durchmachst. Es ist nichts falsch daran, sich Hilfe von außen zu holen, und ein Berater oder eine Beraterin sind besonders gut für solche Probleme geeignet. Sie können dir helfen, zur Ruhe zu kommen, indem sie dir verschiedene Techniken vorschlagen, die hier aufgelistet sind, bis hin zu einer Therapie, um vergangene Traumata zu verarbeiten, die dich vielleicht zurückhalten.

Panik

Wenn du zu Panikattacken neigst, ist eine der besten Angewohnheiten, die du dir aneignen kannst, eine EFT-Übung aus dem nächsten Abschnitt, die du immer auf Abruf parat hast. Das Taktische Atmen bewahrt dich vor dem Hyperventilieren. Wenn du beim ersten Anzeichen von Panik sofort reagieren kannst, kannst du die Attacke frühzeitig abwehren und auch in Situationen, in denen du normalerweise Schwierigkeiten hättest, die Ruhe bewahren.

Übungen

Diese Dinge solltest du tun, wenn du dich im Moment besonders gestresst fühlst. Das sind alles enorme Beruhigungstechniken, die dich schnell wieder auf den richtigen Weg bringen sollen.

Du wirst erstaunt sein, wie beruhigend es sein kann, einfach nur zu atmen. Die folgende Übung konzentriert sich auf deine Atemtechnik. Der Schlüssel dazu ist, dass du dir Zeit nimmst und sehr genau darauf achtest, wie du atmest.

Anti-Stress-Atmung (Touch & Breathe)

Diese Atemübung wird regelmäßig von Militärs oder Polizisten angewandt, die in einen gefährlichen dienstlichen Einsatz geschickt werden.

Bei dieser Übung ist das Zählen entscheidend, nicht die Technik. Atme einfach bis vier ein. Halte den Atem für 7 Sekunden an (vielleicht musst du dich anfangs bis zu dieser Zahl vorarbeiten). Dann atme vollkommen aus. Wiederhole diese Übung mindestens viermal.

Es gibt viele gute Atemtechniken, die du auch als Entspannung bei Übungen, wie Yoga etc. erlernen kannst. Wenn es aber wirklich „ums Überleben" geht, ist die oben beschriebene Übung Mittel der Wahl!

Meine persönliche Variante besteht aus dem gleichzeitigen kontinuierlichen Beklopfen des rechten oder linken Schlüsselbeins mit der Faust. Hiermit wird erreicht, dass durch den Anlass als Auslöser kein traumatisches Erlebnis entstehen kann. Mehr dazu im Kapitel über die Stress-Release Technik EFT.

Achtsamkeit

Der schnellste Weg, um negative Emotionen zu besiegen, ist, dich wieder ins Jetzt zu versetzen. Deshalb wird dies, wie bereits erwähnt, sowohl als Aktion als auch als Übung eingesetzt. Wenn du dich in einer angstbesetzten Situation befindest, lehne dich zurück und schließe deine Augen. Atme und konzentriere dich auf deinen Atem. Bleibe in diesem Moment. Lass deine Gedanken nicht abschweifen, sondern bleibe dort, wo du gerade bist. Konzentriere dich auf deine Gefühle, deine Atmung und diesen Moment, bis du spürst, dass du zur Ruhe kommst.

Sensorischer Check-in

Das ist eine relativ einfache Übung, bei der dir jemand anderes helfen kann, vor allem, wenn du in Panik gerätst. Wenn du merkst, dass du Angst bekommst, lass dich von jemandem bitten, fünf Dinge zu nennen, die du hörst, siehst, riechst und fühlst (oder dich selbst). Wenn du alle zwanzig Dinge aufgezählt hast, solltest du ziemlich ruhig sein.

Entlasse deine Gedanken

Für diese Übung brauchst du einen Timer. Gib dir zunächst fünf Minuten Zeit, nicht mehr. Suche dir eine bequeme Position und entspanne dich mit geschlossenen Augen. Erlaube den Gedanken, aufzutauchen. Versuche nicht, die Gedanken zu lenken, nur das, was dir gerade durch den Kopf geht. Wenn ein Gedanke auftaucht, nimm ihn wahr. Erkenne ihn an. Dann danke ihm dafür, dass er dich auf das Thema aufmerksam gemacht hat und lass ihn los. Das sollte ein bewusster Prozess sein, bei dem du nicht versuchst, das zu ignorieren, was dich bedrückt, sondern akzeptierst, dass du dich so fühlst.

Nach fünf Minuten hörst du auf. Sage dir, dass du dich mit der Sache auseinandergesetzt hast und kehre ruhig zu dem zurück, was du als Nächstes tun musst.

Progressive Muskelentspannung

Diese Übung ist wahrscheinlich eine der einfachsten und wurde sogar schon bei Kindern erfolgreich angewendet, wenn sie sich ängstlich fühlen. Du beginnst damit, dich bequem zurückzulehnen. Dann schließt du die Augen und konzentrierst dich auf jeden Teil deines Körpers, spannst jeden Muskel an und hältst ihn einen Moment lang, bevor du ihn wieder loslässt. Beginne bei den Zehen und arbeite dich nach oben oder beim Kopf und arbeite nach unten. Das ist wirklich egal. Vernachlässige keinen Teil deines Körpers. Arbeite dich einfach durch jeden Abschnitt und erlaube dir, dich dabei vollständig zu entspannen. Genieße das ruhige Gefühl, das sich dabei einstellt.

Halte etwas fest und konzentriere dich darauf

Diese Übung ist so einfach. Was du brauchst, ist ein kleiner Gegenstand. Mit einem Lieblingsgegenstand, den du bei dir trägst, hast du diese Technik immer zur Hand. Aber kleine Gegenstände gibt es überall und du kannst auch etwas Einfaches wie einen Stein oder eine Feder erfolgreich einsetzen. Das Wichtigste dabei ist, dass du dich auf den kleinen Gegenstand konzentrierst, wenn du dich gestresst fühlst. Sieh es dir genau an und erforsche jede Form und Kontur. Mache dich mit dem Gegenstand vertraut. Nutze alle deine Sinne. Wie fühlt es sich an? Wirkt es dick und fest oder leicht und zerbrechlich? Wie fällt das Licht auf ihn? Wo sind die Schatten? Wird er in deiner Hand warm oder bleibt er kalt? Untersuche den Gegenstand, bis du dich wieder ruhig fühlst.

Ein kleiner EFT-Kurs

Was ist EFT?

In den Jahren 1985- 1995 entwickelte der amerikanische Stanford-Absolvent Gary Craig eine Technik, die auf einer Therapieform des Psychotherapeuten Roger Callahan beruhte. Diese Stress - und Angst- Release -Technik nannte er EFT (Techniken der Emotionalen Freiheit)

Ich habe EFT 1999 in Amerika kennengelernt und anschließend in Deutschland eine Akademie für Angst - und Stressbewältigung gegründet, in der Ausbildungen für professionelle und private Anwender angeboten werden.

Der Entwickler von EFT, Gary Craig, hat mich 2015 zu seinem Director für die deutschsprachigen Länder ernannt.

Die Anwendung von EFT ist sehr einfach und unkompliziert. Im Original-Rezept werden bestimmte Punkte im Gesicht und am Körper leicht geklopft, während dazu laut ausgesprochen wird, was der Anwender gerade spürt, und wie er sich damit fühlt.

Durch diese einfache Intervention entsteht im limbischen Gehirn eine Reaktionskette, die zuvor entstandenen Stress auflöst und es dadurch zu einer tiefen Beruhigung kommt. Richtig angewendet, werden Traumata aufgelöst, oder es entstehen erstkeine Traumata.

Ich werde in diesem kleinen Kurs zwei ganz einfache Anti-Stress-Praktiken aufführen, die jedoch nur einen kleinen

Teil der Fähigkeiten der Technik EFT demonstrieren.
Diese sind trotzdem so wirkungsvoll, dass sie jeder in seinem persönlichen „Krisenkoffer“ dabeihaben sollte.

Beginnen wir als erstes mit einer Übung, die sich „Touch and Breathe“ nennt.

Ich habe dabei 2 Techniken zusammengeführt, und zwar eine Atemtechnik, die von Militär und Polizei angewandt wird, um in Stresssituationen handlungsfähig zu bleiben. Gleichzeitig mit der Atmung werden Meridianpunkte geklopft, um durch hormonelle Interventionen Stressoren im limbischen Gehirn abzubauen.

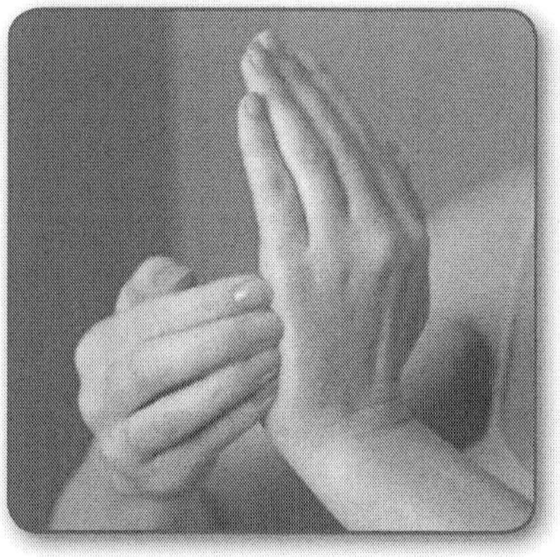

Während man ununterbrochen einen Punkt an der Handkante klopft, atmet man deutlich spürbar ganz ein und hält die eingeatmete Luft für mindestens 5 Klopfschläge an.
Dann atmet man während 6 Klopfschlägen langsam tief aus.

Dies sollte mindestens 5-6-mal wiederholt werden.

Diese Technik kann man auch anwenden, um nicht zu hyperventilieren, oder eine Hyperventilation zu unterbrechen.

Aufgrund meiner Erfahrung ist dies etwas, das sich in jeder Situation ohne großen Aufwand durchführen lässt. Es kann auch eine andere Person, die sich gerade in einer Stresssituation befindet, angeleitet werden, indem man sie durch die Atmungszyklen führt.

Ein kompletter EFT Durchgang

Als nächste Übung biete ich Dir einen **kompletten EFT-Durchgang** an und zeige die heute aktuell angewendeten Klopfpunkte.

Der Ablauf einer „Klopfroutine“ beginnt immer an der Handkante (siehe Bild links).

Diese wird ununterbrochen geklopft, das alleine ist schon beruhigend.
Während du dort (mit 2 Fingerkuppen klopfst) erzählst du dir laut etwas über den jeweiligen Stress, der gerade bearbeitet werden soll.
Wichtig ist, dass du VORHER die Intensität Deines Problems auf einer Skala von 0-10 bewertest, um später feststellen zu können, was diese Klopfrunde bereits bewirkt hat. Vielleicht möchten dir diesen Wert notieren.

Auch wenn ich jetzt gerade diesen Stress spüre, der mir den Atem raubt, akzeptiere ich mich vollkommen damit“.
Danach atmest DU tief aus.

Das klingt zwar völlig unlogisch, hat aber einen Sinn, den ich hier jetzt nicht erörtern kann.

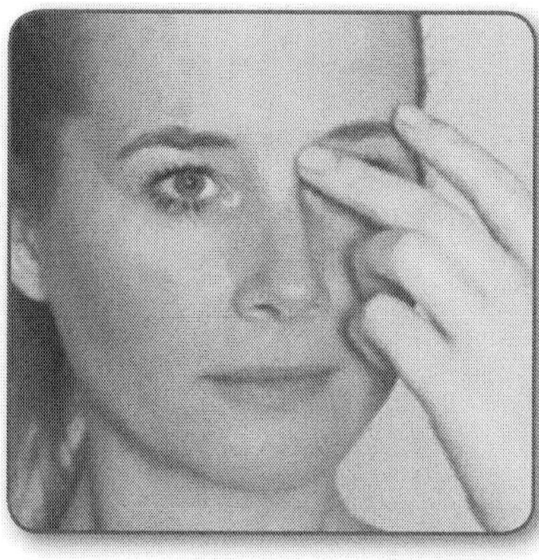

Nun klopfst du (bitte nicht zu fest) den ersten Punkt im Gesicht. Dort, wo die Augenbraue in die Nasenwurzel übergeht (egal ob rechts oder links). Jeden der folgenden Punkte etwa 5-10-mal klopfen.

„Mein Stress raubt mir den Atem“

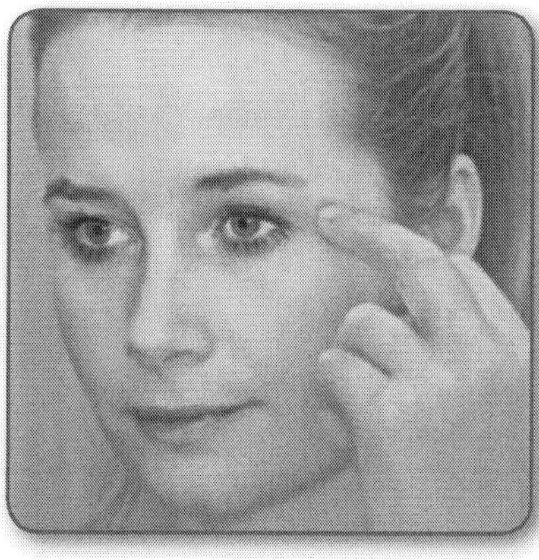

Weiter geht es zum nächsten Gesichtspunkt, am äußeren Augenwinkel.

Auch hier erwähnst du das Problem mit dem Stress:

z.B. „Mein Stress raubt mir den Atem“, oder „Das nimmt mir gerade die Luft weg“ etc.

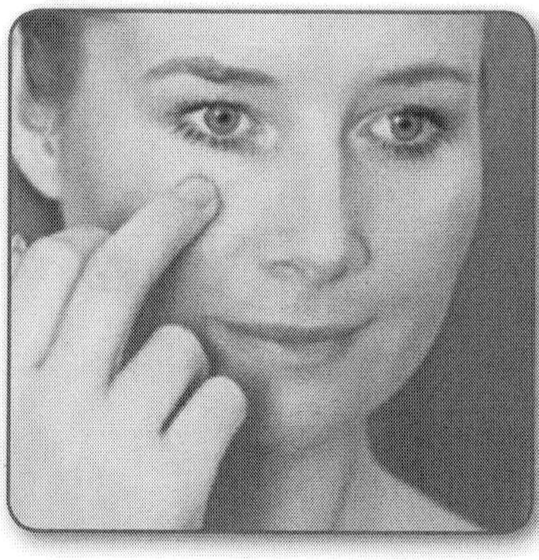

Den dritten der „Augenpunkte“ findest du auf dem knöchernen Rand unter dem Auge (über dem Wangenknochen!).

Auch hier erzählst du etwas, was **DIESER** Stress gerade mit dir macht:

Wie z.B. „Das macht mir gerade ganz schlimm Stress,

und das macht was mit mir"

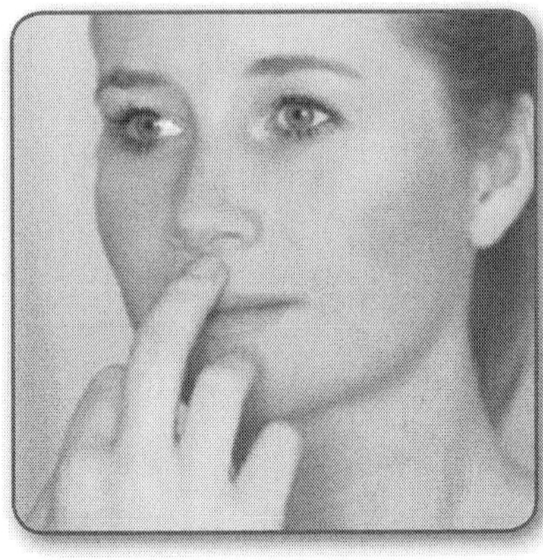

Jetzt wanderst Du dicht unter die Nase und auch hier klopfst du und erzählst du etwas über das Problem, das du mit diesem Stress JETZT hast.

„Es macht mich zornig, was da gerade abläuft"

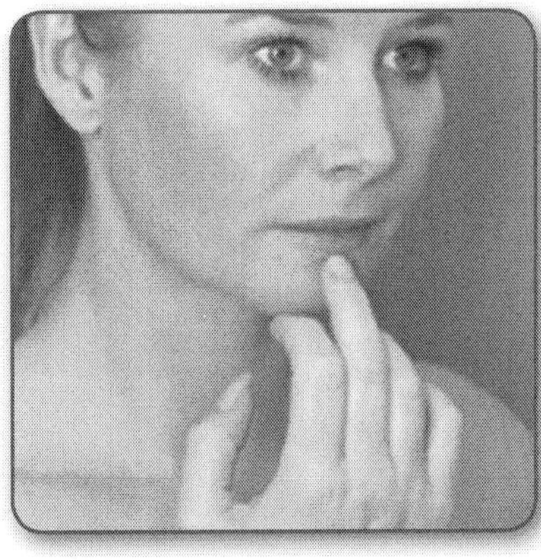

Der letzte Gesichtspunkt befindet sich im Kinngrübchen. Auch hier klopfst du bitte wieder genau wie oben und erzählst dabei in etwa so:

„Mir schwillt der Kamm! Dieser Stress!"

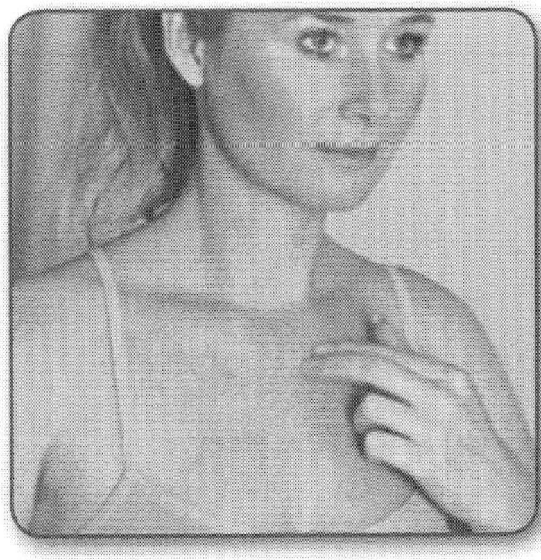

Nun gibt es zwei Punkte auf dem Oberkörper, die sogenannten Schlüsselbeinpunkte. Diese befinden sich dort, wo die beiden Schlüsselbeine in das Brustbein münden. Die Punkte findest du 2cm unterden Schlüsselbeinen. Diese kannst du, je nach momentanem Gefühl, auch etwas fester

klopfen, jedoch nicht in der Mitte des Brustbeins wie ein Orang-Utan.
Du fühlst jeweils eine kleine Mulde im Brustkorb. Genau dort klopfst du und sagst dabei laut:

„Dieser verdammte Stress, der macht was mit mir"

Sei ruhig etwas theatralisch. Alles, was Dich ins Gefühl bringt ist willkommen!

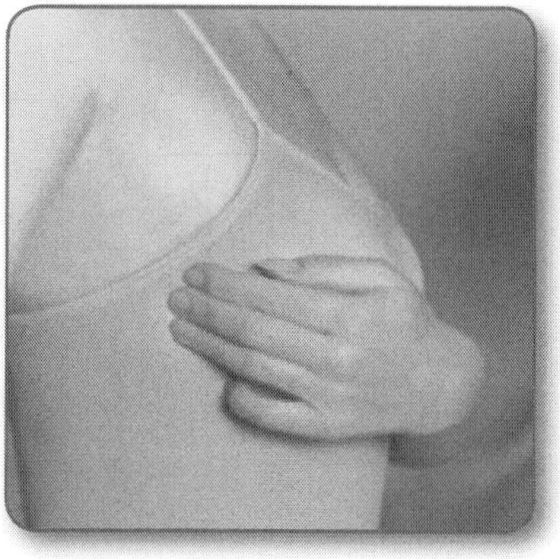

Den letzten Punkt auf dem Körper findest du, wenn du Deine offene Hand in die Achselhöhle legst und mit dem kleinen Finger auf den Rippenbogen drückst.
Hier klopfst du am besten mit der flachen Hand, wenn du Deinen Satz laut sprichst:

„Mein Stress und das, was es gerade mit mir macht und wenn ich fühle, was ich gerade spüre..."

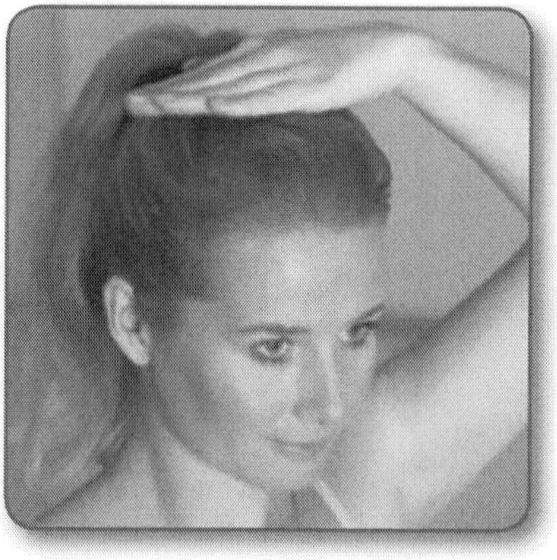

Zur „Belohnung" klopfst du ab- schließend einen Punkt auf der höchsten Stelle deines Kopfes, da wo dieser in den Hinterkopf abfällt.
Der Abschlusssatz könnte lauten:

„Dieser Stress und das was

er mit mir macht und das, was ich immer wieder mit mir machen lasse"

Danach atmest Du tief seufzend aus!

Du hast nun gerade die Erfahrung Deiner ersten EFT-Runde gemacht.
Spüre jetzt bitte in dich hinein und frage dich:

„Wo stehe ich JETZT auf der Stressskala von 0-10?
Was macht das Anfangsgefühl noch mit mir?"

Je nach Wichtigkeit des Problems und seine Auswirkungen auf dich, kannst du jetzt noch einmal den Stresswert bestimmen und neue Klopfrunden folgen lassen.

Es ist normal, wenn sich bestimmte Teile deines Problems verändert haben und sogar neue Aspekte des Ursprungsproblems erscheinen. Diese solltest du alle mit der vorgenannten Methode bearbeiten, um eine lang andauernde Auflösung zu gewährleisten.

Ich habe weiter unten einige Internetlinks aufgeführt, die weiterhelfen und dich hilfreich begleiten.

Da ist zuerst eine kleine Video-Einführung mit der sogenannten „Kopfdreh-Übung".

Die Intention dieses Films ist, dass Du bei dieser Übung alles mitklopfst UND mitsprichst. Auch wenn es nicht DEIN Problem ist, das dort behandelt wird, geschieht etwas in DEINEM limbischen Gehirn, das man Stress-Release nennt.

https://www.youtube.com/watch?v=ZJRIJIFdpR8&t=49s

Wenn du dich intensiver mit der Technik EFT beschäftigen möchtest, oder es sogar erlernen möchtest, schaue, dir die folgenden Quellen an:

https://www.youtube.com/watch?v=ZJRIJIFdpR8&t=49s

www.offical-eft.de

www.eft-info.com

EFT hat im Laufe der Jahre Tausenden von Menschen geholfen, ihren Stress ihre Ängste und ihre Traumata dauerhaft aufzulösen. In dem Maße, wie die Welt in Krisen versinkt, bietet diese Technik ei- nen verlässlichen Anker. Es ist ein Geschenk an die Welt, das täglich wertvoller wird.

Eines solltest Du wissen:

Wenn du einmal damit begonnen hast, dein Unterbewusstsein in deinen Stress-Release zu integrieren, ist nichts mehr so, wie es einmal war.

Weitere Publikationen im Verlag EFT-Edition

alle Publikationen sind bestellbar unter:

www.eft-edition.com

Der „zufällige" Kontakt zu Dr. phil. Pamela Kribbe, die hauptsächlich Jeshua channelt und deren Channelings wir als sehr anregend, praktisch und berührend empfanden, hat den Weg gebahnt für wichtige und berührende Bücher. Es war eine große Synchronizität am Werk, die uns zusammenbrachte und dazu führte, dass wir im Dezember 2013 mit großer Freude ihr erstes Buch, die Jeshua Channelings veröffentlichten!

Die Jeshua-Channelings
von Pamela Kribbe

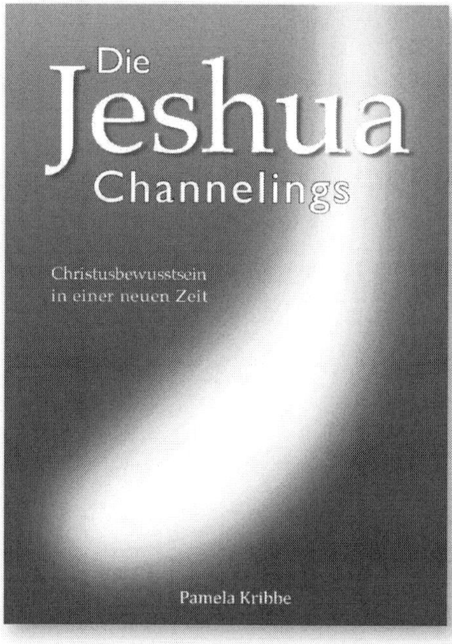

Die Jeshua Channelings sind eine Serie von inspirierten Botschaften über die Transformation des Bewusstseins in der heutigen Zeit. Die Menschheit wächst in ein Herz-basiertes Bewusstsein, in eine Anerkennung der Einheit all dessen, was ist und dem Loslassen von Angst basierten Wegen des Lebens und des Denkens.
Die Botschaften von Jeshua werfen ein Licht auf die Geschichte und Bestimmung unserer Seelen und gleichzeitig handeln sie von den alltäglichen Dingen wie Beziehungen, Gesundheit, Arbeit und mehr.

Sie sind in einer verständlichen Sprache geschrieben und berühren mit ihrer Klarheit und praktischen Art.

ISBN 978-3-938814-14-7, 326 Seiten, Softcover, 23,90 €
Auch als eBook und Hörbuch erhältlich.

Im August 2014 erschien dann das nächste Buch von Pamela Kribbe, gefüllt mit so viel Inspirationen und segensreichen Botschaften, die zumindest mein Leben mit einer Erweiterung und Vertiefung meines Verständnisses des Lebens aus dem Herzen gesegnet hat!
Vielen anderen Menschen geht es ebenfalls so, vor allem ist das Buch auch anziehend für jene, die eine tiefere Sicht auf die Dinge haben möchten und echte, praktische Hinweise, wie sich Leben aus dem Herzen im Alltag verwirklichen lässt!

Leben aus dem Herzen -
Botschaften inspiriert durch das Christusbewusstsein
von Pamela Kribbe

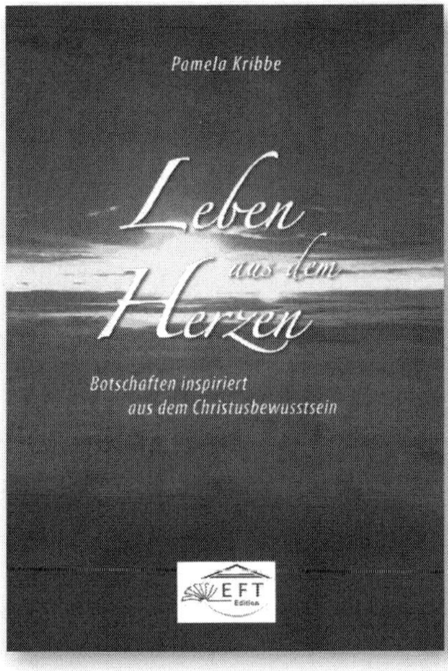

Leben aus dem Herzen ist Leben entsprechend dem Ruf Deiner Seele. Du kannst das Rufen Deiner Seele an den Gefühlen der Freude, des Friedens und der Inspiration erkennen, die sie Dir bringt. Trotzdem, es zu wagen Deinem Herzen zu vertrauen, beinhaltet oft einen Sprung ins Ungewisse. Du magst mit tiefsitzenden Ängsten über Deinen eigenen Wert konfrontiert werden und mit Deiner Fähigkeit, Deinem eigenen Weg zu folgen. Dieses Buch ist ein liebevoller Führer auf Deinem Weg in ein herzzentriertes Leben. Es enthält klare und informative Botschaften inspiriert durch die Christusenergie. Sie behandeln verschiedene Themen wie Deine wahre Passion zu finden, wie man ausgeglichene Partnerschaften schafft, den neuen, sensitiven Kindern Eltern zu sein und emotionale Heilung im Angesicht von Angst und Depression. Sie sprechen ebenso von der grundlegenden Transformation, durch die die Menschheit geht, das Ego-basierte Bewusstsein loszulassen und ein Herz-basiertes Bewusstsein zu entwickeln.

ISBN 978-3-938814-18-5, 320 Seiten, Softcover, 23,90 €
Auch als eBook und Hörbuch erhältlich.

Im folgenden Buch von Pamela Kribbe geht es um ihre ganz persönlichen Erfahrungen mit einer Psychose, und auch den Erfahrungen ihres Mannes und ihrer Freunde, die sie während dieser Zeit begleitet haben. Wir alle kennen diese Dunkle Nacht der Seele, die trotz aller Schwere ein Geschenk der Seele darstellt. Empfehlenswert für alle, die selbst oder aus der Nähe Depressionen und Verzweiflung erleben...

Die Nacht meine Seele
von Pamela Kribbe

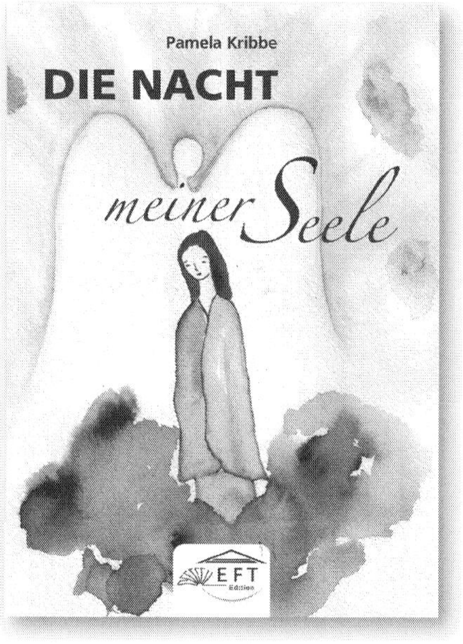

In diesem sehr persönlichen Buch schildert Pamela Kribbe ihre eigene Erfahrung mit einer tiefen Depression, der Reise durch die Dunkelheiten ihrer Psyche, der Nacht der Seele. Sie macht Mut, die herkömmlichen Methoden der Psychiatrie mit den spirituellen Ansätzen zu verbinden, um beides in einer geerdeten und ganzheitlichen Form zum Wohl der Menschen einzusetzen.

Im zweiten Teil des Buches gibt es weitere gechannelte Texte über die Nacht der Seele. Eine Quelle der Ermutigung und des Verständnisses für diese wichtigen Erfahrungen auf unserer Seelenreise als Mensch.

ISBN 978-3-938814-25-3, Softcover, 360 Seiten, 23,90 €
Auch als e-Book erhältlich.
Der Innere Christus
von Pamela Kribbe

In diesem Buch, welches im Frühjahr 2016 erschienen ist, geht es vertieft um das Erwachen der Seele in der Christus-Energie. Viele Channelings von Jeshua, Mutter Erde, Maria Magdalena und Maria geben tiefe und sogleich praktische Hinweise und Anleitungen für einen Alltag, in dem das Erwachen des Inneren Christus in unserem Herzen im Mittelpunkt steht.

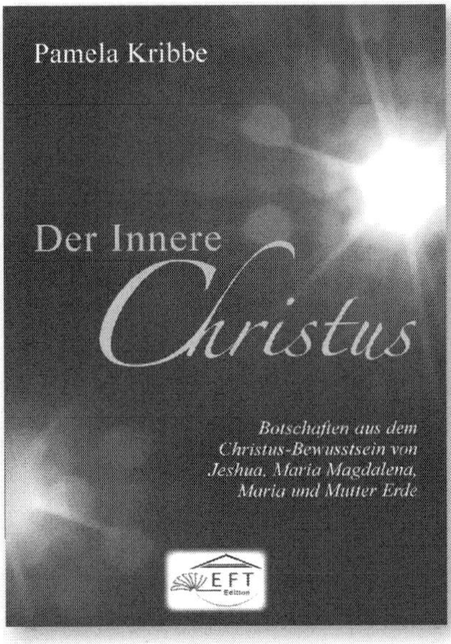

Es ist wieder eine Sammlung von Juwelen für die Seele und ebenso praktische Hinweise für den Umgang mit Ängsten und Schwierigkeiten, die sich im Alltag zeigen.

ISBN 978-3-938814-37-6
Softcover, 300 Seiten, 19,95 €
Auch als eBook und Hörbuch erhältlich.

Anfang 2019 erschien das neueste Buch von Pamela Kribbe und wir haben uns gefreut auch dieses Buch für den Deutschsprachigen Raum veröffentlichen zu dürfen.

Maria Magdalena galt in der christlichen Tradition als „die verbotene Frau“: wild, frei und sündig. Dieses Buch enthält einen Dialog mit Maria Magdalena und Botschaften von Maria Magdalena, die von Pamela Kribbe gechannelt werden.

Gespräche mit der verbotenen Frau
von Pamela Kribbe

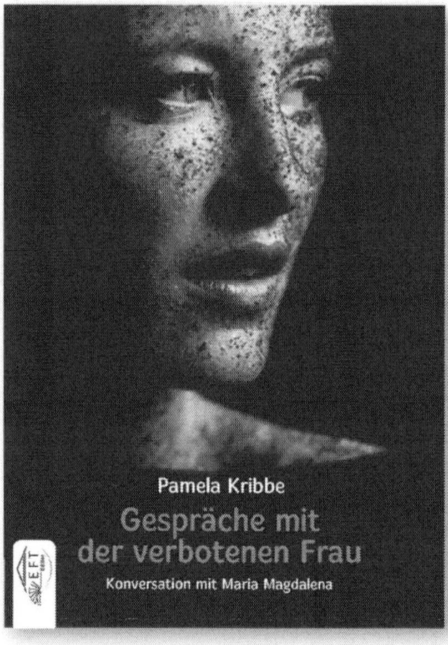

Dieses Buch enthält einen Dialog mit Maria Magdalena und Botschaften von Maria Magdalena, die von Pamela Kribbe gechannelt werden. Es geht hier um männliche und weibliche Energie, Beziehungen, Sexualität und Heilung. In ihren Unterweisungen spricht Maria Magdalena mit einer klaren, liebevollen Stimme, die manchmal direkt und konfrontativ ist, aber meist mit- fühlend und zutiefst die menschliche Natur schätzend.

ISBN 978-3-938814-60-4,
Softcover, 220 Seiten, 19,95 €
Auch als e-Book erhältlich.

Es ergab sich dann eine weitere Serie von Synchronizitäten, woraus die „Erste Hilfe" Bücher von Christine Stark und Ashtar mit praktischen Anleitungen und Besipielen zum Aufbau der Neuen Erde in unseren Verlag kamen.

Band I *"Erste Hilfe"* für Gaia und ihre Kinder - Hinweise und Anleitungen für den Aufbau der Neuen Erde

durchgegeben von Ashtar, dem Kommandanten der Lichtflotte der Galaktischen Föderation des Lichts und seinen Mitarbeitern - Schriftführerin Christine Stark

„Alles Leben ist Veränderung!" In Zeiten von gewaltigen Umbrüchen, wie wir es als Einzelne und kollektiv als Menschheit und mit unserer schönen Erde erfahren, brechen auch alte Paradigmen zusammen.

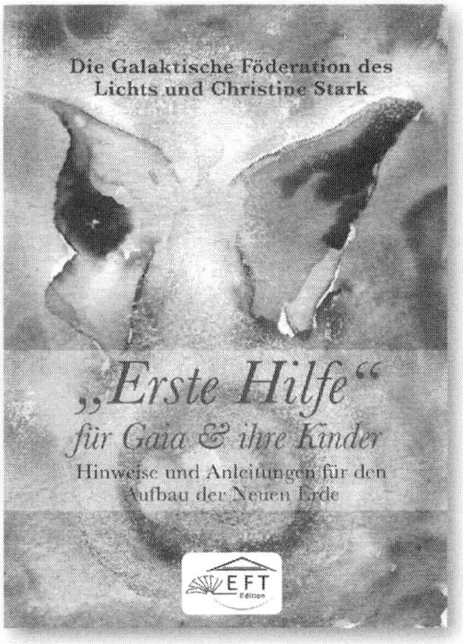

Die Galaktische Föderation des Lichts mit Ashtar als dem Kommandanten ihrer Lichtflotte mag von manchen noch als irreal abgetan werden - Fakt ist aber, dass seine Durchsagen an Christine Stark einen Klang von Echtheit und Umsetzbarkeit enthalten, der anziehend wirkt. Wir als Menschen werden aufgefordert, unsere Arbeit zu tun - weit entfernt, uns von äußeren Rettungsaktionen abhängig zu machen - bekommen wir konkrete Anweisungen, die schnell und praktisch umsetzbar sind, um schwierige Situationen aller Art zu besänftigen, zu heilen und umzuwandeln. Nicht nur für uns persönlich, sondern für alles, was existiert - wozu auch das Wesen Gaia gehört, unsere Mutter Erde!

So ist dieses Buch ein weiteres Hilfsmittel, was Menschen in diesen Zeiten von Verwirrung und Umbrüchen begleitet, ihre eigene Kraft zu finden und zu nutzen - zum eigenen Wohl und zum Wohle aller und allem. Dieses Buch richtet sich an alle, die kurz und prägnant Hilfestellungen für verschiedene Situationen bekommen möchten: Heilung, Reinigung, Umwandlung und dem Nutzen der ureigensten Kräfte mit Unterstützung des Hohen Selbst und den Kräften des Lichts.

ISBN 978-3-938814-31-4
Softcover, 120 Seiten, 9,90 €

Dieses war das erste Buch von Ashtar und Christine, was in unserem Verlag erschien! Ziemlich genau ein Jahr nach Erscheinen des ersten Bandes der „Erste Hilfe" für Gaia und Ihre Kinder, kam der zweite Band wieder mit großer Unterstützung aus der Geistigen Welt!

"*Erste Hilfe*" für Lichtarbeiter
Hinweise und Anleitungen für die energetische Reinigung und Instandhaltung der Seele
von der Galaktischen Föderation des Lichts und Christine Stark

Ein weiteres hilfreiches Buch von Ashtar und seine Freunden aufgeschrieben von Christine Stark.

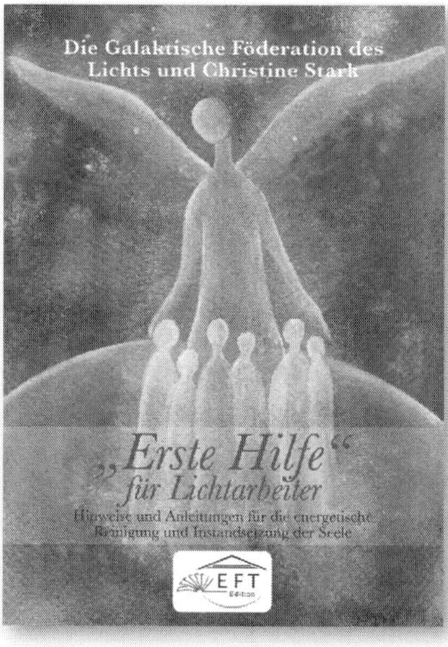

Eine wunderbare Ergänzung zum ersten Buch „Erste Hillfe für Gaia und ihre Kinder" - diesmal mit dem Schwerpunkt auf der persönlichen Entwicklung ein einem Physischen Körper auf dieser wunderbaren Erde!

Jetzt drängt es vielee Seelen, die Altlasten von spirituellem Missbrauch und vielfältigen traumatischen Erfahrungen aus anderen Inkarnationen gründlich zu heilen - und damit nicht nur sich selbst, sondern auch GAIA und ihren Kindern einen großen Dienst zu erweisen! Zur Heilung dieser Altlasten gehört auch das Wissen um neue Möglichkeiten und der energetischen Psychologie. Ashtar und seine Freunde vermitteln den Heilerinnen und Heilern der ERDE die kosmischen Gesetzmäßigkeiten von Seelenheilung und Seelenwisssenschaft, darunter auch Themen wie Besetzung, Implantate und Selenaustausch-Programme.

So machen wirkungsvolle Anleitungen und Hinweise für das Erkennen und den Umgang mit diesen Phänomenen dieses Buch zu einer großen Hilfe für alle Lichtarbeiter, die zu einer erweiterten Heilung beitragen möchten.

ISBN 978-3-938814-33-8
280 Seiten, Softcover, 19,95 €

Die Fortsetzung des Bestsellers von Christine Stark „Erste Hilfe“ für Gaia und Ihre Kinder. In diesem dritten Buch von Ashtar und Christine Stark geht es um ganz konkrete Maßnahmen zur Heilung der Erde, dei ebenso praktisch und inspirierend sind, wie in den vorhergehenden Büchern.

***"Erste Hilfe"* für Gaia und ihre Kinder Band 2**
Praktische Anleitungen zur Heilung der Erde
durchgegeben von Ashtar, dem Kommandanten der Lichtflotte der Galaktischen Föderation des Lichts und seinen Mitarbeitern
Schriftführerin Christine Stark

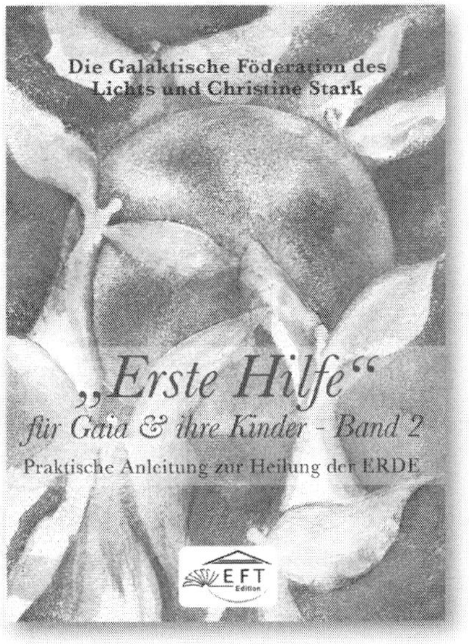

Die Fortsetzung des Bestsellers von Christine Stark „Erste Hilfe“ für Gaia und ihre Kinder. In diesem dritten Buch von Ashtar und Christine Stark geht es um ganz konkrete Maßnahmen zur Heilung der Erde, die ebenso praktisch und inspirierend sind, wie in den vorhergehenden Büchern.

Ashtar und seine Freunde weisen auf unsere Verantwortung und unsere göttliche Kraft hin, mit der wir ermächtigt sind, all die unterstützenden geistigen Ebenen um Hilfe zu bitten und vor allem selbst zu handeln! Die Reinigung und Heilung der Erde und all der Wesen besonders auf der astralen und kausalen Ebene ist in dieser Zeit des Übergangs eine der wichtigsten Aufgaben für Lichtarbeiter und Erdheiler!

Praktische Anweisungen und Humor, und auch deutliche „Schubser“, unserer eigenen Intuition und göttlichen Kraft zu vertrauen, ebenso wieder viele Beispiele aus Christines „Schulung“ und Führung, machen dieses Buch zu einem wertvollen Begleiter. Energetisch ist es deutlich spürbar, wie der Segen und die Unterstützung unserer kosmischen Sternenbrüder und Sternenschwestern den Inhalt und die Schwingungen des Buches prägen!

Mögen alle und alles gesegnet sein - auf dem Weg der Erkenntnis und des Erwachens in neue Ebenen der Liebe und des Lichts!

ISBN 978-3-938814-49-9
286 Seiten, Softcover, 19,95 €

Aus dem reichen Erfahrungsschatz mit EFT entstand die Sammlung der Newsletterbeiträge von 2007 - 2012.

Befreit & leicht mit EFT
Das Beste aus den EFT Info Newslettern 2007-2012 der ATEB EFT-Akademie
eBook von Gabriele Rother

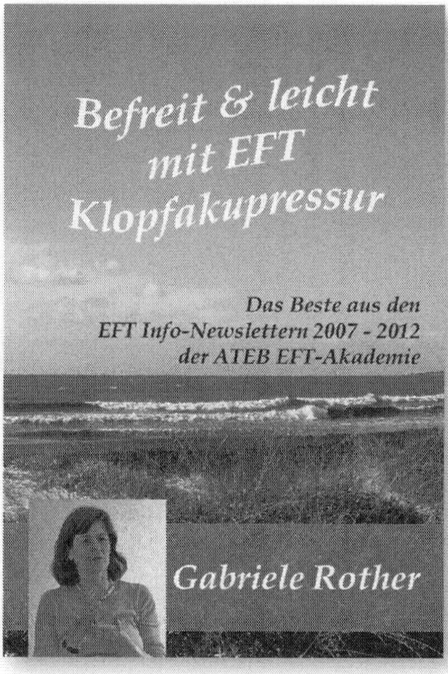

Klopfvorschläge, Tipps und Fallbeispiele rund um EFT aus der langjährigen Praxis von EFT-Trainerin und Heilpraktikerin Gabriele Rother. Viele Möglichkeiten zur effektiven Auflösung von Stress, Angst und Traumata und Erleichterung für Alltag und Praxis für sich selbst und andere.

ISBN 978-3-938814-11-6

Doppel-DVD
EFT lernen & anwenden
mit Robert & Gabriele Rother

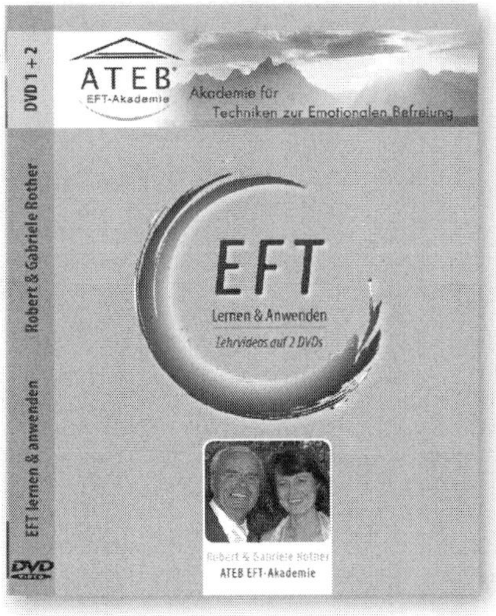

Die beiden EFT-Trainer und Profis Gabriele & Robert Rother stellen die EFT-Klopfakupressur vor und zeigen, wie Sie Stress, Ängste und Blockaden mit EFT für sich selbst leichter lösen können.

ISBN 978-3-938814-03-1
Doppel-DVD, 31,95 €

Doppel-DVD
EFT Intensiv Entfaltung
mit Robert & Gabriele Rother

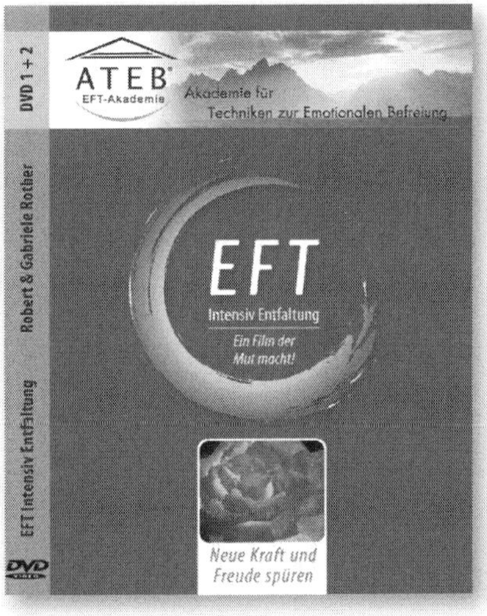

Fernab von den üblichen Heilsversprechungen zeigt dieser Film die authentische Befreiung von emotionalen Lasten und Selbstsabotage mit EFT Klopfakupressur. Sieben Frauen teilen ihre persönlichen Geschichten, in denen sich jeder wiederfinden kann. Sie zeigen durch ihre Erfahrungen in der EFT Intensiv Entfaltung, geleitet von Gabriele & Robert Rother, wie wirksam sich mit dieser einfachen Technik das eigene Leben zum Besseren ändern lässt.

ISBN 978-3-938814-05-5
Doppel-DVD, 31,95 €

Du bist freier als Du denkst -
Emotional Freedom Techniques in Selbsthilfe und Therapie
von Sonja Sannert

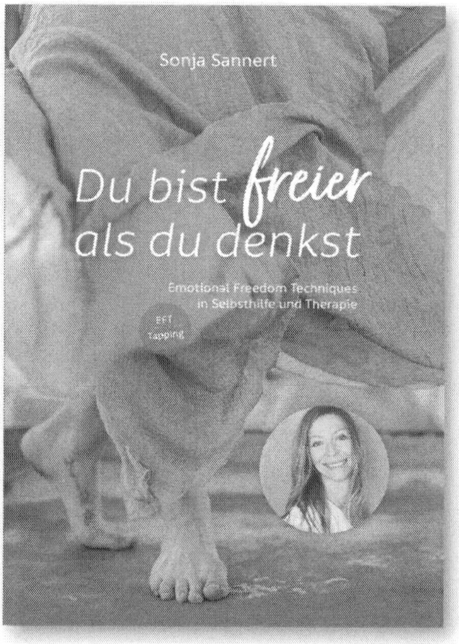

In unangenehmen Gefühlen und Erinnerungen stecken Schätze! Aber meistens halten wir die Kiste einfach nur fest zu, um all das nicht zu fühlen. Dieses Buch ist für dich,

... wenn du lernen möchtest, wie du den Ballast deiner Vergangenheit verarbeitest,

... wenn du einen Weg suchst, achtsam mit deinen Gefühlen umzugehen,

... wenn du lernen möchtest, wie du mit deinen eigenen Themen aufräumst, um Frieden in dir selbst zu finden.

Emotional Freedom Techniques
(EFT, Tapping) ist eine Stressreduktions-Methode, die das Wissen aus der chinesischen Medizin mit moderner Psychologie vereint, und oft genau da hilft, wo man mit Reden allein nicht weiterkommt. Sonja Sannert ist professionelle EFT-Ausbilderin an der Akademie für Techniken zur Emotionalen Befreiung. Sie schöpft aus einem über viele Jahre gewachsenen Erfahrungsschatz und teilt in diesem Buch ihr Wissen auf praxisnahe Weise, sodass du EFT auf selbstwirksame Art für nahezu jedes belastende Thema anwenden kannst.

ISBN 978-3-347468-07-8
Softcover, 324 Seiten, 24,99 €

Entdecken Sie Ihre erstaunlichen Fähigkeiten mit EFT
von Betty Moore-Hafter

Die erfahrene EFT- und Hypno-Therapeutin Betty Moore-Hafter verbindet Elemente der Hypnotherapie mit EFT Klopfakupressur und zeigt überraschende und wirksame Lösungen für viele Probleme.

ISBN 978-3-938814-00-0
Softcover, 278 Seiten, 9,90 €

Alle Titel sind erhältlich über ***www.eft-edition.com*** oder direkt bestellen bei office@eft-edition.com.

Die EFT-Edition hat einen „Kleinen Bruder“ bekommen

Unter der Bezeichnung ***www.eft-books.com*** finden Sie nun Veröffentlichungen unserer bisherigen Autoren, soweit diese als digitale Ausgaben freigegeben wurden.

Darüber hinaus veröffentlicht Robert Rother eigene digitale Publikationen in den Rubriken: Ziele erreichen mit EFT, Lebensgestaltung, Esoterik, Alternativ-Medizin und noch anderen spannenden Themen.

Dieser Zweig ist gerade im Aufbau und wird stetig erweitert.

Herzlichen Dank an alle Beteiligten für ihren Beitrag!